成功率93%!

肥満外来オリジナル!

血糖値を自力で下げる たった4つの方法

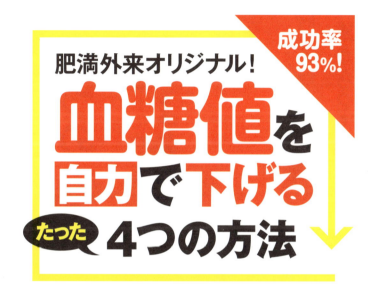

医療法人 親友会 島原病院
肥満・糖尿病センター長
医学博士／京都府立医科大学客員教授
吉田俊秀

宝島社

肥満外来オリジナル！　成功率93％！

たった4つの方法とは？
血糖値を自力で下げる

私はこれまで30年以上にわたって
肥満症・糖尿病の患者さんをたくさん診てきました。
そして、わかったのは

血糖値はやせればコントロールできる！

ということです。

なにも、10kgも20kgもやせろという話ではありません。

いまの体重から2～3kg減らすだけで
血糖値もヘモグロビンA1cも改善します。

やせる目安は体重の3％！

１００kgなら３kg、90kgなら2・7kg、80kgなら2・４kg体重を減らせばいいのです。

私の患者さんの93％は、体重を１００kg未満で2〜３kg、１００kgを超えている人でも３〜５kg落とすことに成功することで、血糖値を基準値まで戻しています。

これから紹介する

4つの方法を実践して
血糖値を下げて、
糖尿病を克服してください。

吉田 俊秀

目次

方法3 食べ方を工夫して体重を2～3kg落とす …47

方法4 食事のあとにちょっとでも体を動かす …97

やる気になれば必ずできる

血糖値を自力で下げる！

画：アベクニコ

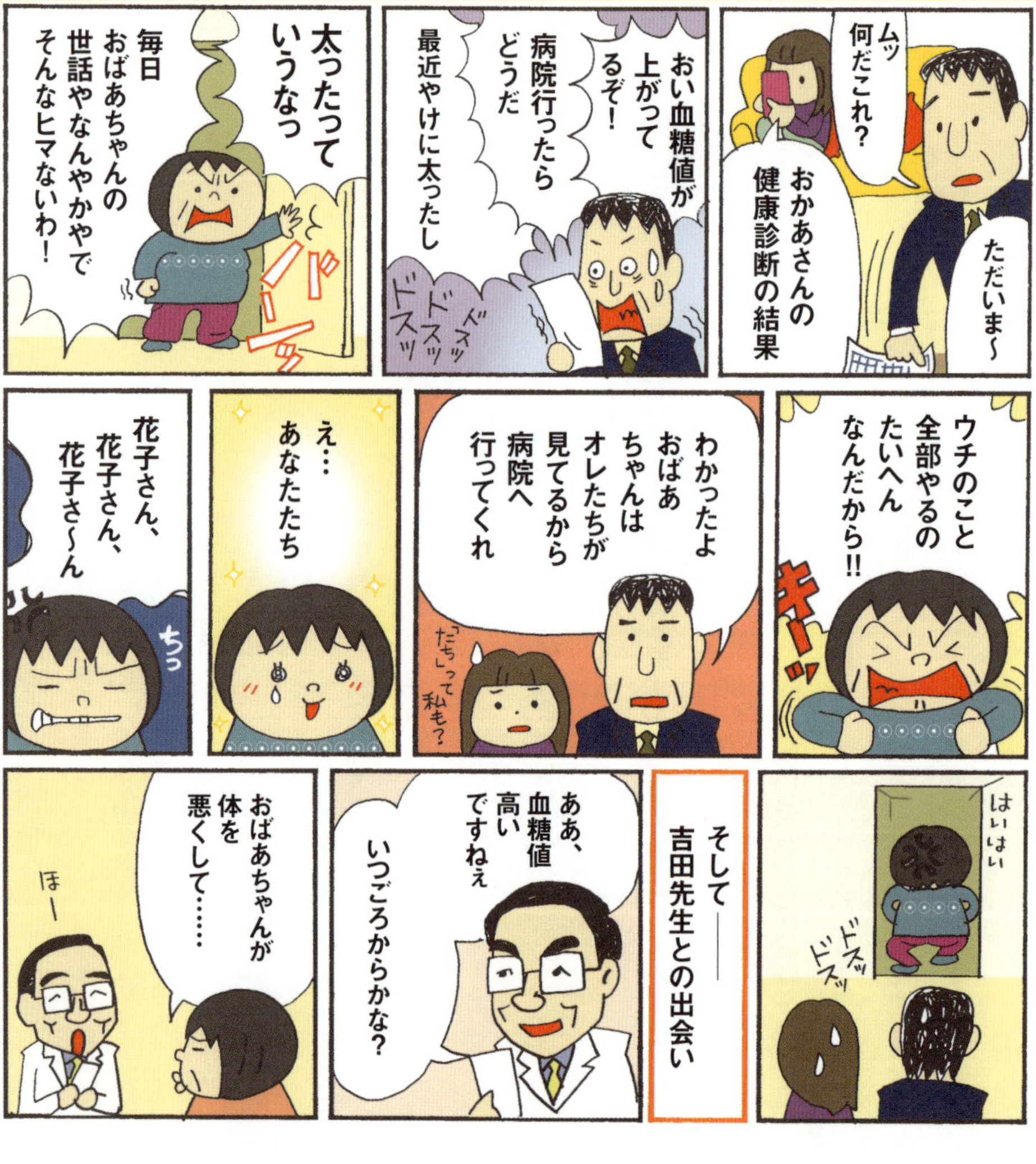

ただいま〜
ムッ何だこれ？
おかあさんの健康診断の結果
おい血糖値が上がってるぞ！
病院行ったらどうだ
最近やけに太ったし
ドスッドスッドスッ
太ったっていうなっ
毎日おばあちゃんの世話やなんやかやでそんなヒマないわ！
ウチのこと全部やるのたいへんなんだから!!
キーッ
わかったよおばあちゃんはオレたちが見てるから病院へ行ってくれ
「たち」って私も？
え…あなたたち
花子さん、花子さん、花子さ〜ん
ちっ
はいはい
ドスッドスッ
そして——吉田先生との出会い
ああ、血糖値高いですねぇ
いつごろからかな？
おばあちゃんが体を悪くして……
ほー

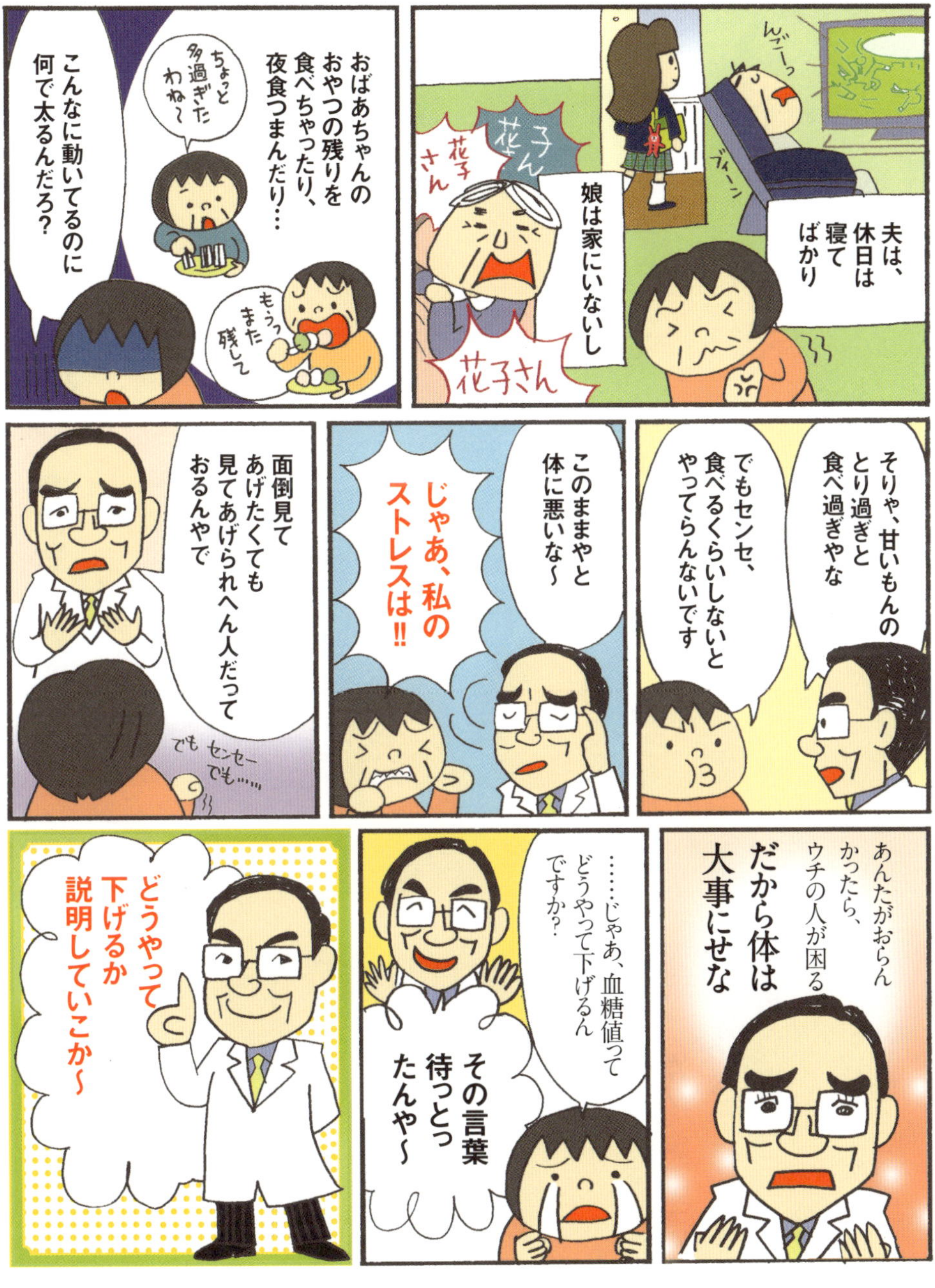
夫は、休日は寝てばかり
んごーっ
ブィーン
娘は家にいないし
花子さん
花子さん
花子さん
おばあちゃんのおやつの残りを食べちゃったり、夜食つまんだり…
ちょっと多過ぎたわね～
もうっまた残して
こんなに動いてるのに何で太るんだろ?
そりゃ、甘いもんのとり過ぎと食べ過ぎやな
でもセンセ、食べるくらいしかしないとやってらんないです
このままやと体に悪いな～
じゃあ、私のストレスは!!
面倒見てあげたくても見てあげられへん人だっておるんやで
でもセンセーでも……
あんたがおらんかったら、ウチの人が困る
だから体は大事にせな
……じゃあ、血糖値ってどうやって下げるんですか?
その言葉待っとったんや～
どうやって下げるか説明していこか～

吉田先生の講演を聞いて実践！

メタボ医師たちも、見事 血糖値を下げることに大成功！

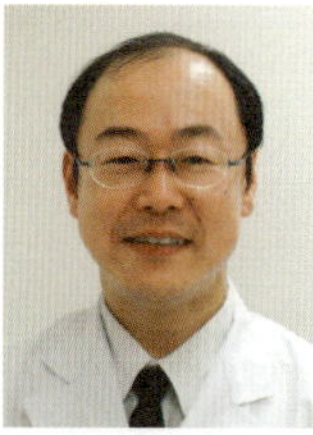

国立循環器病研究センター病院移植医療部医長

簗瀬《やなせ》正伸《まさのぶ》 先生

	空腹時血糖値	ヘモグロビンA1c
	150mg/dL	5.8%
3か月後	98.6mg/dL	4.6%

心臓や血管疾患の専門家として、高血圧や高脂血症、糖尿病などを改善するための生活習慣を指導する内科医。身長171cm。

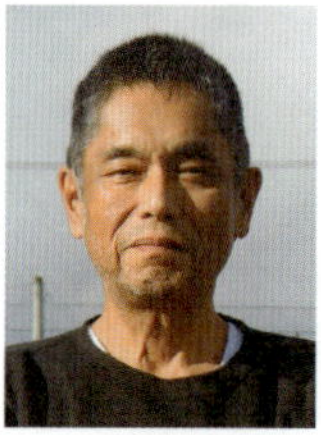

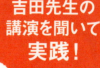

長野市大岡診療所所長

内《うち》場《ば》 廉《きよし》 先生

	空腹時血糖値	ヘモグロビンA1c
	284mg/dL	11.1%
6か月後	85.0mg/dL	4.9%

久留米大学医学部卒業。「サキベジ推進協議会」役員。著書に『糖尿病で寝たきりにならないための血管マネジメント』（光文社）がある。

吉田先生の講演を聞いて、すぐに食前キャベツを実践した、2人のお医者さんの驚くべき変化！ 体重はもちろん、血糖値、ヘモグロビンA1c（過去1～2か月の血糖値の状態）も正常値まで下げることに成功！

簗瀬先生はCTの画像で、心筋梗塞の危険性が発見されていました。しかし、やせてその心配もなくなり、見事に糖尿病を克服しました。

内場先生も、6か月、毎日野菜を食べ続け、何と40kg以上もの減量に成功。血糖値もヘモグロビンA1cも基準値内におさまり、インスリン注射が不要になったのです。

方法 1

血糖値が上がった理由を考える

健康診断で血糖値が気になっている人も、
すでに糖尿病と診断されている人も、
3%の減量で、見る見る血糖値は下がっていきます。
血糖値が下がれば、糖尿病やそれによる
合併症の危険からも回避することができます。
ポイントを押さえて、今日から血糖値を下げる生活を
実践してください。

体重を2～3kg落とすだけで血糖値はすぐ下がる

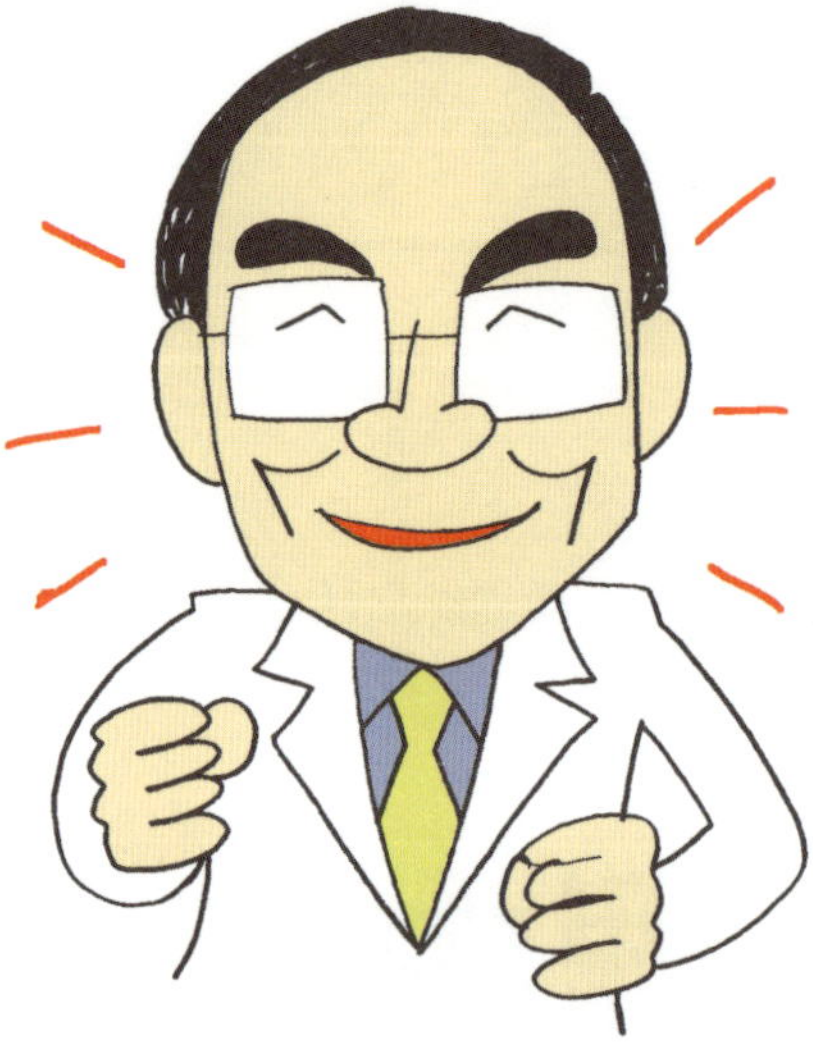

薬なしでも血糖値は改善できる

体重が100kgなら3kg、80kgなら2・4kg、体重をたった3％減らすだけで、血糖値が下がり、ヘモグロビンA1cも基準値に近づき、糖尿病は見事に改善します。

私は5000人を超える肥満症の患者さんの治療をするなかで、血糖値が改善していく人を山のように見てきました。

糖尿病を放っておくと、眼底出血を起こして失明の危険がある、腎臓が悪くなって人工透析が必要になる、脚に神経障害が出れば脚を切断することにもなります。これらは薬でコントロールすれ

BMIの計算方法

体重(kg)÷{身長(m)×身長(m)}

＊BMI 25以上が肥満

ば避けることもできます。

しかし、もっと恐ろしいのは、血糖値・コレステロール値・血圧・体重の4つをコントロールしないと防げない、動脈硬化や心筋梗塞、脳卒中なのです。

たとえ薬で、高くなった血糖値や血圧、コレステロール値を低く抑え込んだとしても、体重をコントロールできなければ、糖尿病が引き起こす、さまざまな病気の危険にびくびくしながら暮らすことになるのです。

私は30年以上、肥満症の患者さんを診てきました。体が大きいということは単なるキャラクターですが、BMI（ボディーマス指数＝体格指数）が25以上の肥満の状態に、高血糖や高血圧、ひざ痛、腰痛、睡眠時無呼吸症候群、脂肪肝といった症状が出てくれば、肥満症となります。肥満症は立派な病気。

私のような肥満症の専門医が治療する必要があるのです。

血糖値が正常値まで下がり、主治医にびっくりされました。（女性55歳）

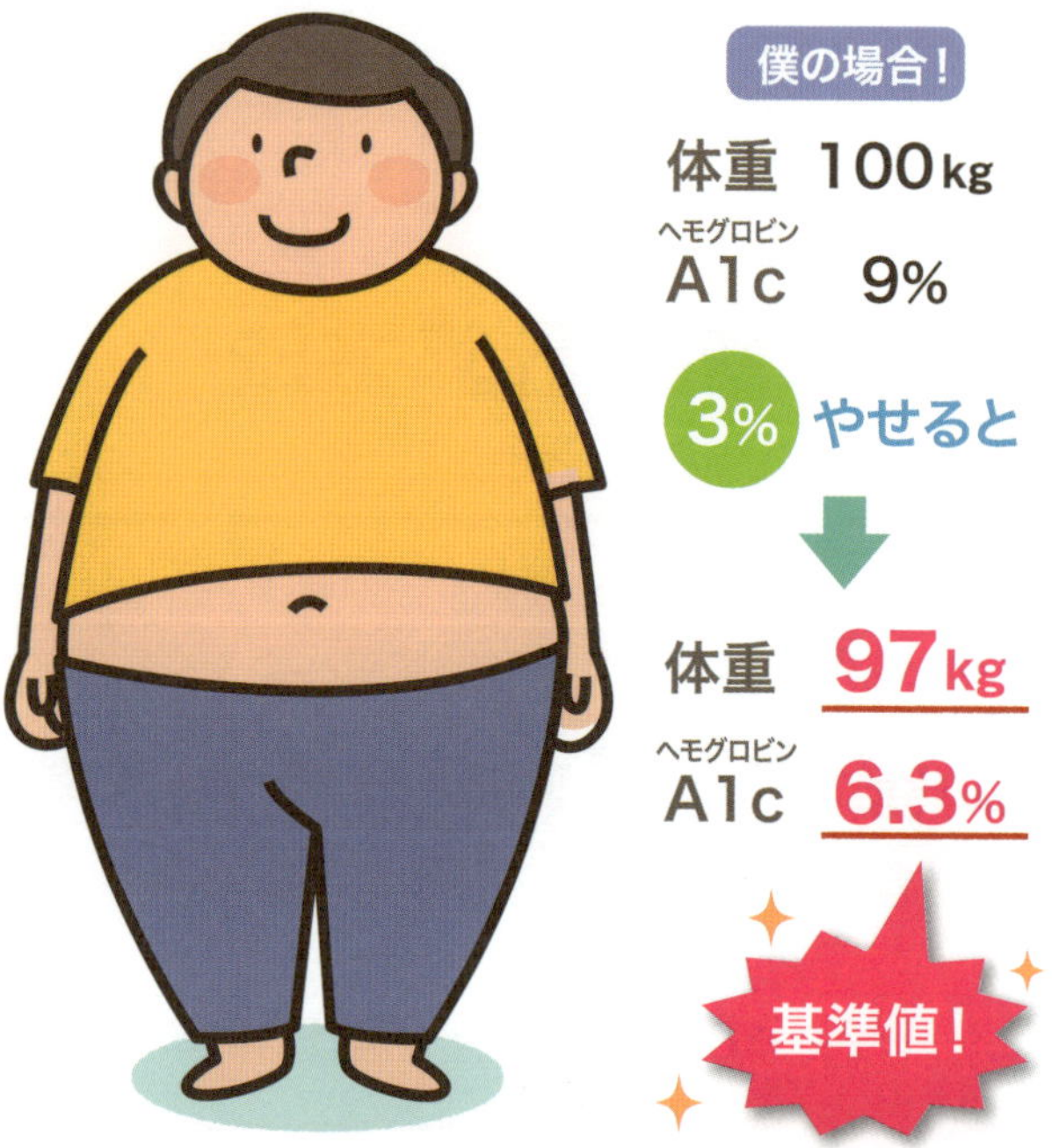

※ヘモグロビンA1cは個人によって目標値が変わるが、合併症予防の観点から7%未満としている。

本気の〝やる気〟で血糖値は下がる

とはいえ、肥満を原因とする病気を治すにはやせるしかないと私がいったところで、本人が本気で〝やる気〟にならなければ、何をいってもムダです。ですから、私自身も本気で治療を行っています。

患者さんがストレスで食べ過ぎ、飲み過ぎをしているならば時間をかけて話を聞きます。そして、すっかり納得して「頑張ります」といい出すような方向に導きます。

減量を成功させるにはこの〝本人のやる気〟がいちばん大事！

食事も運動も、本気のやる気さえ出せればラクなものです。

まず、食事は野菜でおなかを満たすための工夫について話をします。これは、私自身が実際に食べてみて、おなかが満たされた、うまくいった方

しています。（女性61歳）

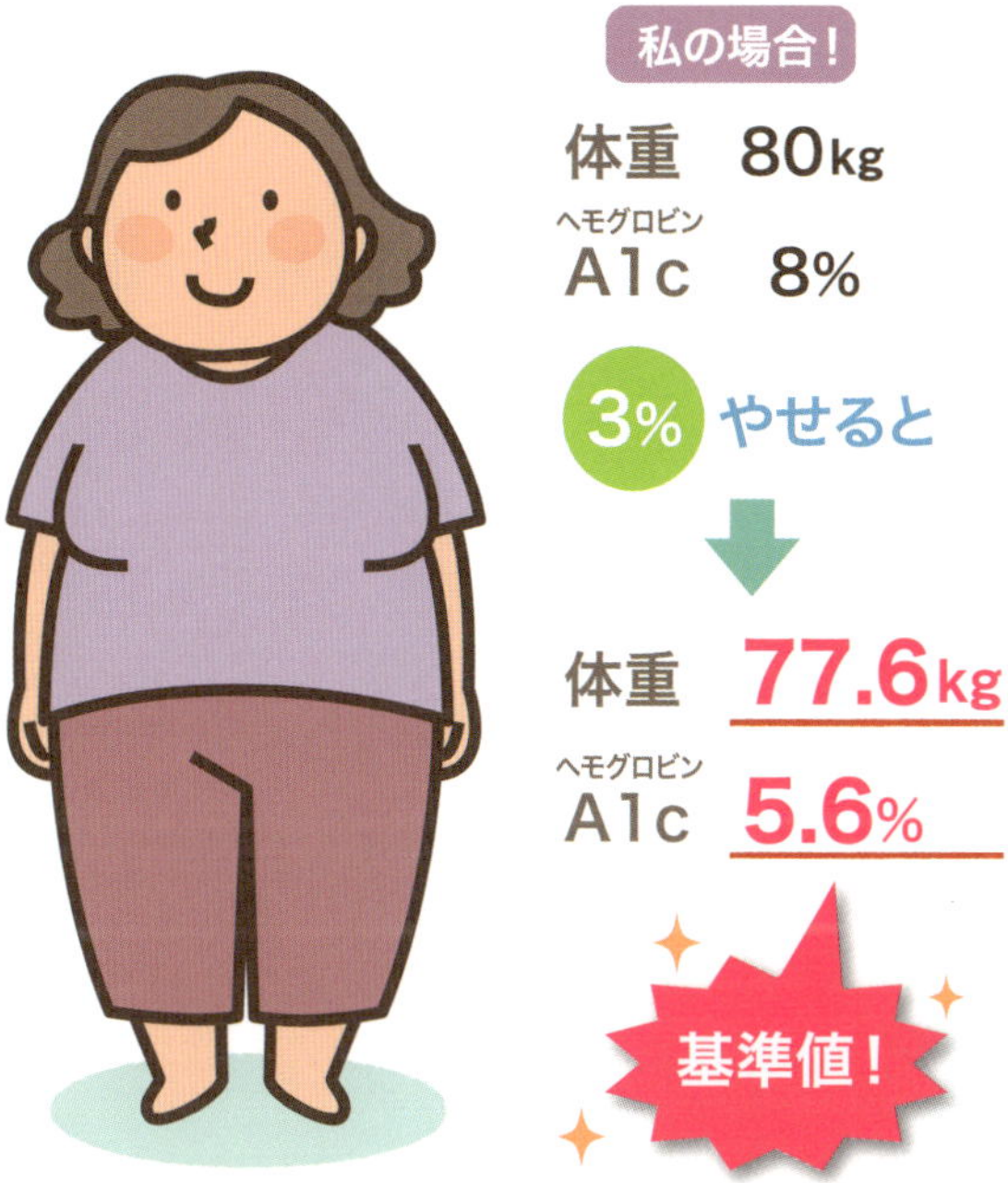

法を伝えます。

具体的に、野菜の扱い方、調理の仕方がわからない人には、いつも診療室で私のとなりに座って病状を把握している栄養士さんが、野菜の切り方から指導します。

次に、運動もやったほうがいいのですが、これもお金をかけずに誰でもできるような方法をあれこれ提案していきます。脚が痛む人にいきなり「1日1万歩を目標に歩いてください」といっても歩けませんものね。

以前は、食事指導は栄養士さんが個別に行っていました。そのころは、減量の成功率は17％ほどでした。しかし、栄養士さんが診療に同席するようになってからは、成功率は93％にまで上がりました。

私の診療室に来られなくても、本気でやる気になりさえすれば2、3kgやせるのは難しくありません。血糖値上昇や糖尿病の合併症にびくびくしないですむ生活を取り戻してください。

内臓脂肪から出る悪玉ホルモンを減らす

巨大化した脂肪細胞が血糖値を支配する

糖尿病になりたてのころは肥満傾向にあります。肥満を形成する内臓脂肪がたまることこそが、糖尿病になりやすくなる元凶だということがわかっています。

内臓脂肪というのは知っての通り、内臓のまわりにつく脂肪です。やせている人のおなかはぺったんこですが、太っている人のおなかはぽっこりと出ています。

やせていても太っていても細胞の数はあまり変わりませんが、やせている人の脂肪細胞は小さく、太っている人の脂肪細胞は、脂肪をたくさん抱え込んで肥大化しています。

脂肪細胞が肥大化しても、体のサイズが大きくなるだけなら大した問題ではありません。

なぜ、メタボ検診でおなかの周囲をはかるのか、内臓脂肪が目の敵にされているのかというと、肥大化した脂肪細胞からはインスリンの効きを悪くする悪玉ホルモンともいうべき、「TNF-α」や「レジスチン」が分泌されるからです。

これらのせいで血糖値が上がってもなかなか下げることができず、糖尿病となってしまうのです。しかも、血糖値が少し上がっただけでも大量のインスリンが必要になり、インスリンをムダづかいしてしまいます。

この状態が慢性化すると、すい臓が疲弊《ひへい》してイ

（男性35歳）

医学的に解明

内臓脂肪から大量に出る悪玉ホルモンがインスリンの効きを悪くする

ンスリンをつくれなくなります。そうなるとインスリン注射が必要になるのです。

だから、あらかじめ血糖値を上げないようにすることがとても重要なのです。

太っているうちに血糖値のコントロールを！

一方、やせている人の小さな脂肪細胞からは、「アディポネクチン」というインスリンの効きをよくする物質が分泌されます。

2～3kg減量できれば、肥大化した細胞が小さくなって悪玉ホルモンの量が減ったり、あるいはまったく出なくなることもあります。インスリンが本来の力を発揮できるようになるので、血糖値が上がっても速やかに下がるようになり、血糖値もヘモグロビンA1cの数値もびっくりするほど改善します。

この仕組みを知ると内臓脂肪は糖尿病の敵だということがわかると思います。

何をしてもやせなかったのに、3か月で3kgやせて自分でもやせられると実感！ 今後も続けます。

血糖値を上げない食事をするだけでなく、内臓脂肪を小さくして悪玉ホルモンの分泌を抑えることが、初期の糖尿病にとっていかに大切かおわかりですね。

「血糖値が下がらないな〜」とぼやきながら何もせずに放っておくと、あっという間に後戻りできなくなります。

いまがはじめるときですよ。

太っているとインスリンの効きが悪くなる

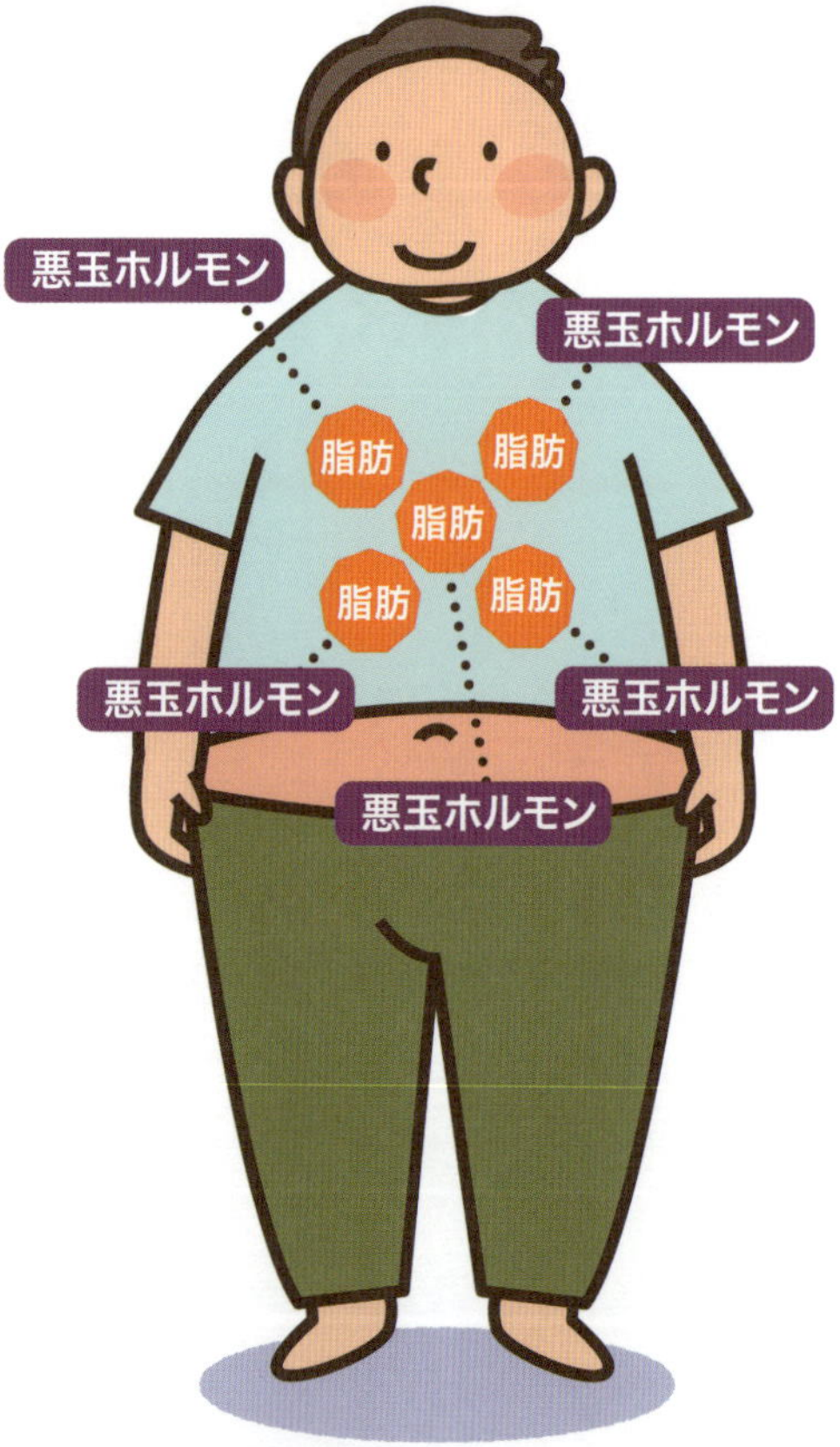

大きくなった脂肪細胞からはインスリンの効きを悪くする悪玉ホルモンと呼ばれる、「TNF-α」や「レジスチン」が分泌される。

正常範囲内です。（男性56歳）

やせるとインスリンの効きもよくなる

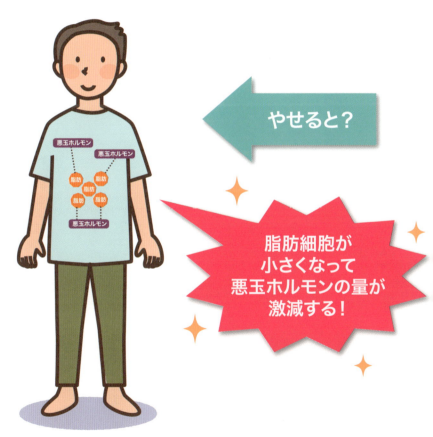

ふつうの脂肪細胞からは、「アディポネクチン」という
インスリンの効きをよくする物質が分泌される。

 血糖値が400mg/dLを超えていたのですが、食前キャベツをはじめて徐々に下がってきて、いまは

カロリー計算は不要！食べ方に気をつける

面倒なカロリー計算はしなくてよい

私はやせたい人にも糖尿病の人にも、カロリー計算をしてくださいとはいいません。その代わりに、ごはんを食べる前に生のキャベツを食べてくださいといいます。

食べ方はのちほど詳しく紹介しますが、私がすすめる食事療法はいたってシンプル。食事の前に好きなだけ野菜を食べる、たんぱく質を必ず食べる、ごはんは軽く1膳、おやつは握りこぶし大の果物を1日に2つまでというものです。

これくらいシンプルでないと、いくらやる気になっても3日くらいで「や〜めた！」となってしまうのがオチです。

私だって、細かいカロリー計算を毎食しろといわれたら1日もできません。

キャベツは血糖値を上げないイチオシ野菜！

食事前に食べる野菜のイチオシは生のキャベツです。

私が肥満外来をはじめたころにはカロリー計算で食事指導をするように栄養士さんに任せていましたが、ある日、患者さんからこんな質問を受けました。

「何を食べたらおなかいっぱいになって太らないんですか？」

なりました。（女性49歳）

食べ方の順番を守ろう！

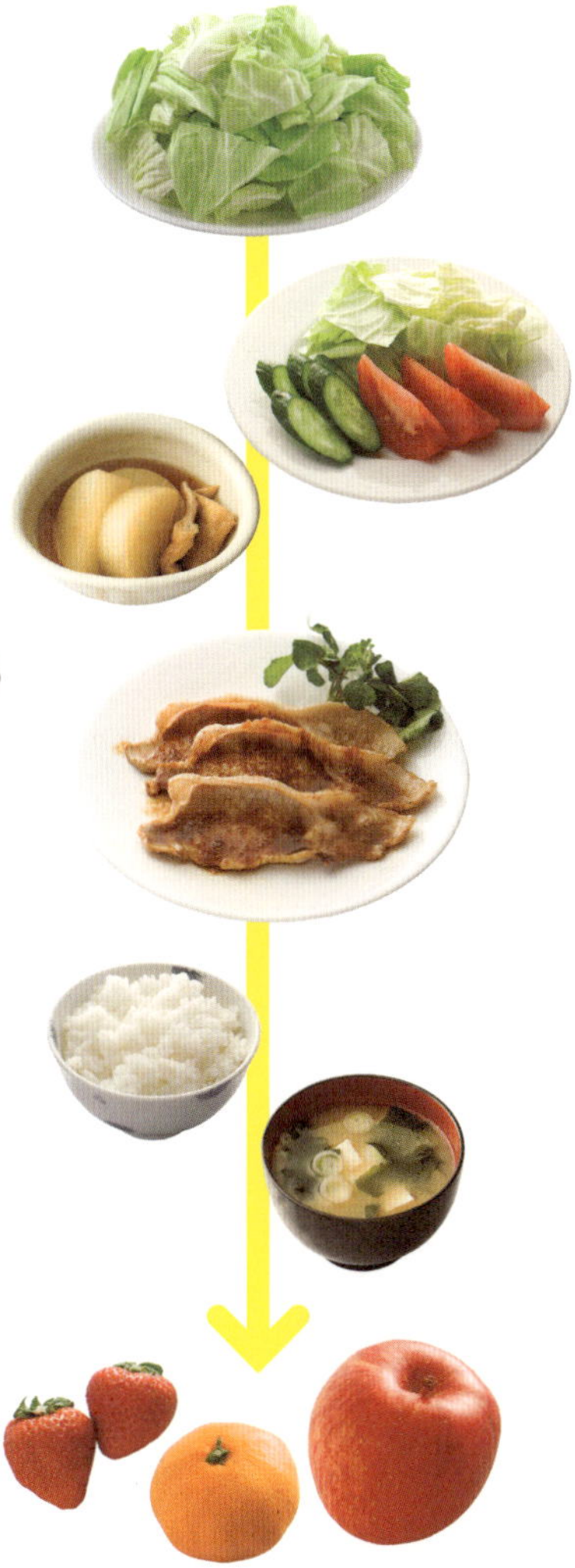

① まず、食前にキャベツを食べる

② サラダや煮物などの野菜を食べる

③ たんぱく質を食べる
肉・魚・大豆
どんなものでもOK

④ ごはんは軽めに1膳

⑤ 汁物

おやつは果物
握りこぶし1個分

いままではカロリー計算がたいへんでしたが、食前キャベツにしたらその心配もなく、ストレスがなく

野菜と白米では糖質の量がこんなに違う！

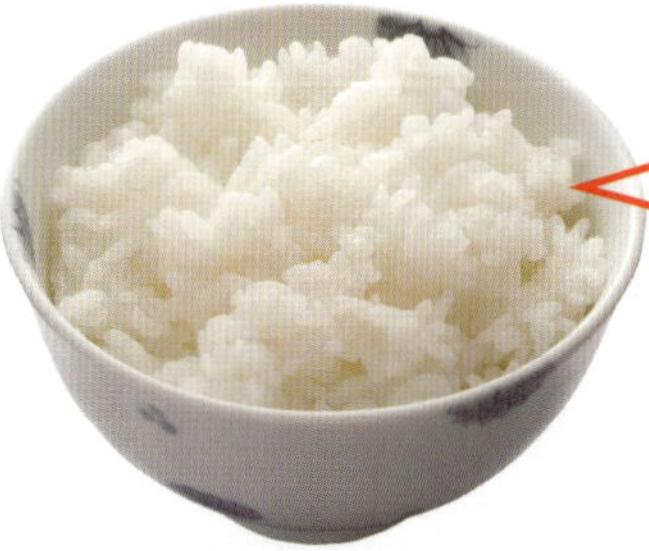

そのとき「野菜を食べていればええんちゃうかなぁ」と思いつつ、頭にパッと浮かんだのが、キャベツでした。

それでその患者さんに「ごはんを食べる前にキャベツを一生懸命かんで食べてみてください」といいました。そうしたら150kgくらいあった体重が88kgまで落ちたんですよ。まったくシワもよらずにきれ〜いにやせた。

いや、これはスゴい！と思って、医学生のボランティアを集めてキャベツやきゅうり、トマト、レタス、セロリなど、生で食べられる野菜を、かたっぱしから食前に食べるという実験をしました。すると、キャベツがいちばんおなかがいっぱいになるという結果が出たのです。

ました！（女性56歳）

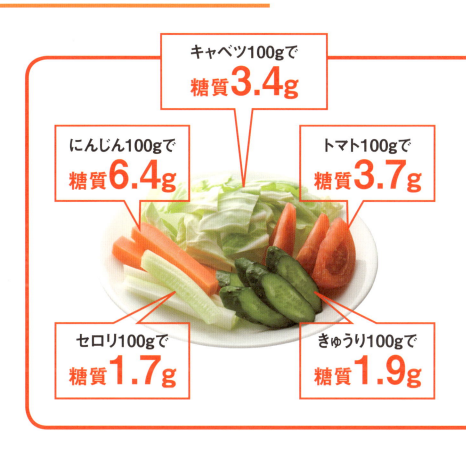

しかもキャベツは野菜のなかでも値段が手ごろだし、ほぼ1年を通して手に入り、嫌いな人もまずいません。生で食べれば美肌効果のあるビタミンCもたっぷりとれます。

これしかない！という結論に達しました。「野菜がええんちゃうかな」と思ったのは、野菜には血糖を上げる糖質があまり含まれていないからです。白米のごはんと野菜の糖質量を比べると野菜の糖質量はおよそ10分の1。これがおなかいっぱい食べても太らない理由です。

糖質は血糖を上げたあとインスリンによって脂肪に変わり、体に貯《たくわ》えられてしまうので、**糖質をできるだけとらないようにしつつ、満腹感を得るにはキャベツが最適**なのです。

寝る前に1日をふり返り改善点を考える

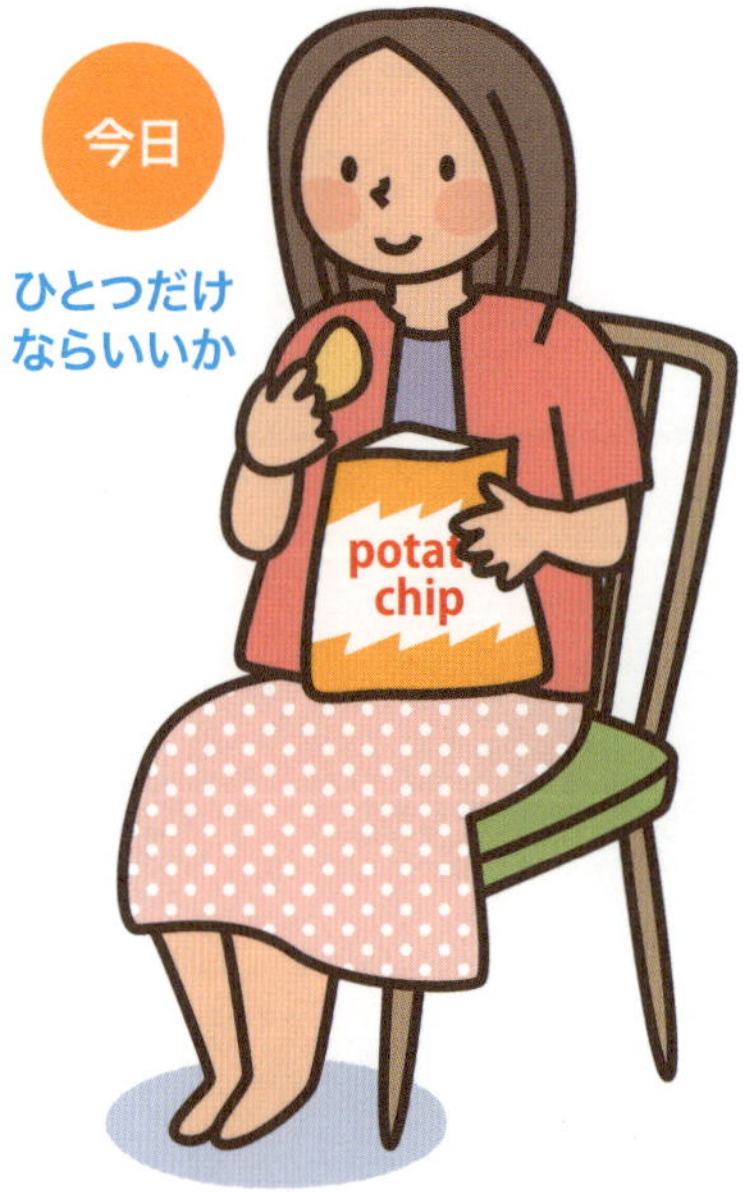
今日
ひとつだけならいいか
potat
chip

（女性66歳）

1日の生活を思い出し、毎晩、軌道修正を！

やる気になって、血糖値を自力で下げようと思ったら、いままでとは少し違う生活をするということです。実際にはじめてみるとわかりますが、仕事が忙しかったり、人の世話に追われていたりすると、食べ物のことや運動のことが頭からスッポリ抜けてしまうことがあります。

そこで**大事なのが寝る前に今日1日、どんな生活をしたかをふり返って反省したり、自分をほめる時間を5分でも10分でもつくること**です。

「朝に何を食べた？ 昼は？ 夕飯は？ そういえば、人にもらったお菓子を食べちゃったな、昼ごはん

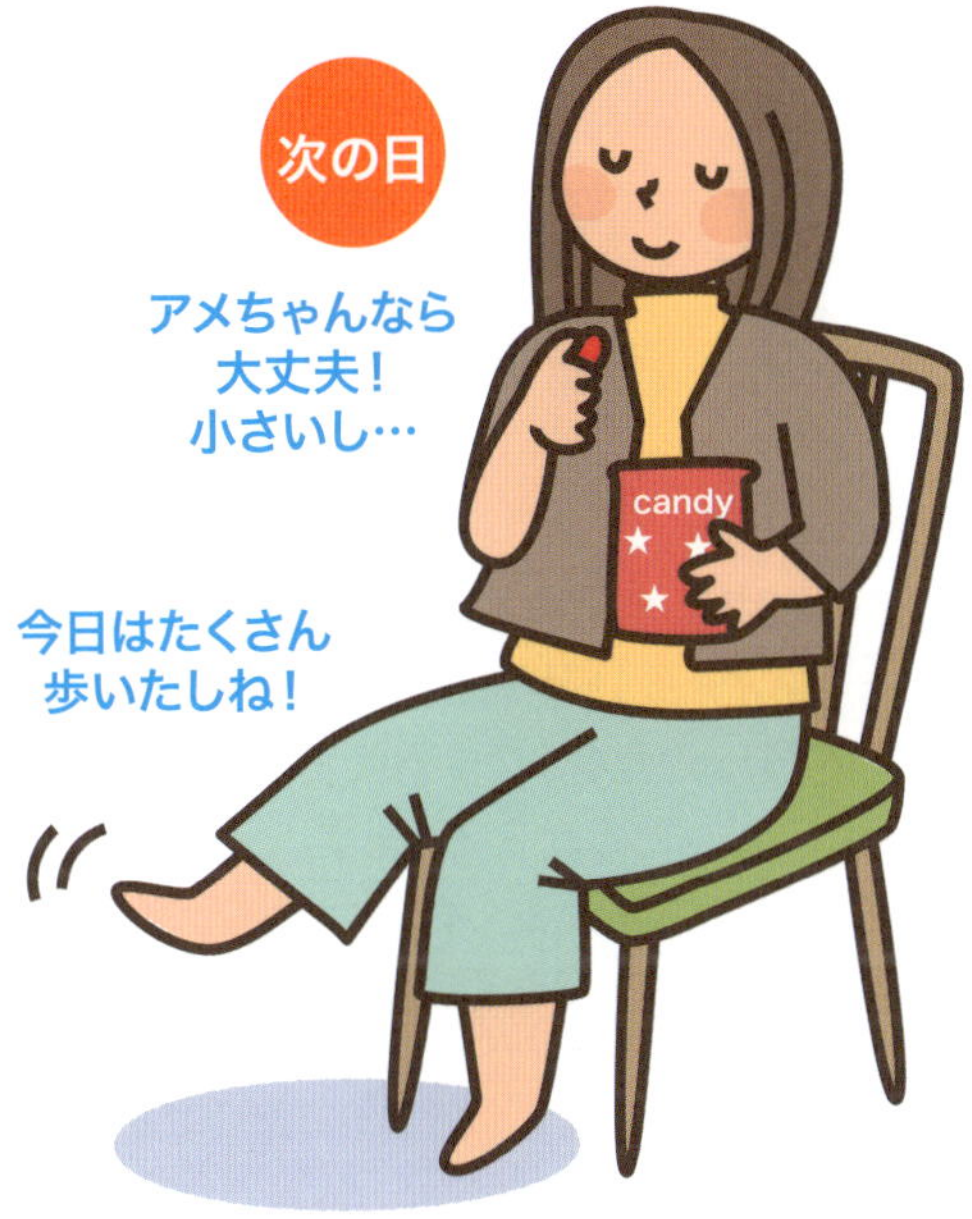
次の日
アメちゃんなら
大丈夫！
小さいし…
candy
今日はたくさん
歩いたしね！

食べられた！」

のあとに運動しなかったな。でもキャベツは毎食、

こんな感じで1日をふり返ると、明日はああしよう、こうしようと目標ができて、日々、軌道修正ができます。

もしこの時間がとれなければ、少しずつ気がゆるみ、何のために減量をしていたのか、何を食べるのか、避けたほうがいい食べ物は何か、いつ運動をするのかを忘れてしまいます。そんなことが2、3日続くと、1か月くらいすぐに過ぎてしまいます。気がついたら減量どころか、体重が3kgも5kgも増えているということになりかねません。

忙しいときこそ、自分の時間を〝5分〟つくる

糖尿病でインスリンを注射している患者さんがいらしたときのこと。いつもは血糖値もうまくコントロールできていて、ヘモグロビンA1cが7%くらいだったのですが、この日は夕食後の血糖

1日の行動を思い出し、改善点を考えよう！

朝、起きてから口に入れたものをすべて思い出します。アメ玉ひとつから、コーヒーに入れた砂糖にいたるまですべて思い出して、どうして食べたのかを考えます。また、歩いた距離や体を動かしたことも洗いざらい思い出します。そして、明日はどうすべきかを考えて実行しましょう。

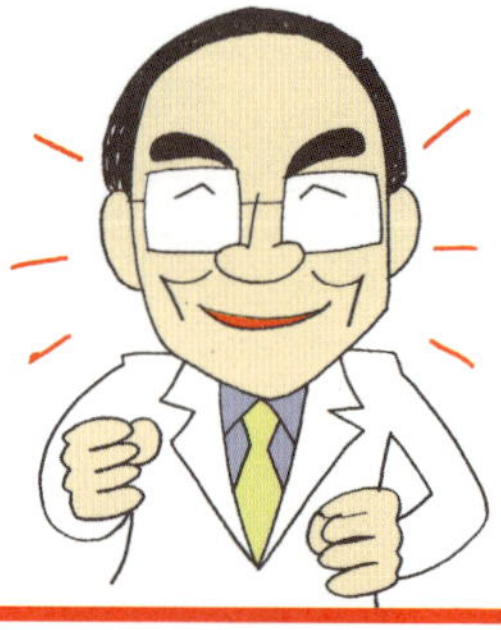

値が何と300！ ヘモグロビンA1cも8・8%で、本人も首をかしげるばかり。

それでよく話を聞いてみると、出産した娘の家に手伝いに行って、いつもとは違う調味料でつくったものを食べたり、外で買ってきたお惣菜《そうざい》を食べていたそうです。ふだんは自分で料理してうまく血糖値が上がらないようにしていたのですが、いつもと違う環境で忙しくしていたら、毎晩、外食や、できあいのお惣菜ですませていたことに気づかなかったのだそうです。

環境が変わったり、人の世話で手いっぱいになると、いつもはできていることが抜けてしまうものです。娘さんの家で毎晩、自分の生活をふり返ることができていれば、こんなに血糖値が上がることはなかったはずです。

1日の終わりに食べたものや運動できたかどうかを思い出して改善点を見つけ、翌日に活かしてください。これをくり返していれば、成果が数字となって表れますよ。

が改善したらそんな症状もなくなりました。（男性58歳）

8:00	**朝食** キャベツ、おにぎり、 自転車でパートへ	歩いて 行ってみる?
12:00	**昼食** お弁当、キャベツ忘れた!	
	食後5分散歩	もっと動けた
15:00	職場にあった おまんじゅうの 誘惑に負けた…	ダメ!ダメ!
18:00	コーヒーに 砂糖入れた!!	人工甘味料を 持ち歩こう
20:00	**夕食** 豆腐を買い忘れた でもほかはバッチリ	
	雨が降ってきたので 家で5分足踏みと お風呂で腹ふり	

明日はもっと体を動かそう!

血糖値が高かったときには疲れやすく、肩こりなどもひどかったのですが、食前キャベツで血糖値

期間限定で3か月だけやってみる

3か月頑張れば必ずよくなる！

減量も血糖値のコントロールも、一生やれといわれたら気が遠くなってしまうと思います。しかし、この本ですすめているのは、いまの体重からほんの2、3kg減量すれば血糖値が下がって糖尿病が回避できるというものです。

本気で取り組めば、3か月でよくなります。そこで私はみなさんに、3か月限定で行ってくださいとお伝えしています。期限をつけずにダラダラ行っても結果は出ません。3か月の間だけ、野菜をたらふく食べて食後の運動を行えば、必ず結果はついてきます。

私の指導のもとで減量を行った患者さんの成功率は93％です。このなかには5kgも6kgもやせた人がたくさんいます。がぜんやる気がわいてきませんか？

3か月後は休んでも続けてもOK

3か月続けて体重が落ち、血糖値が下がったら素晴らしい！

「やった！ できた！」と喜んでください。

そのあとどうするかはみなさん次第です。

いったん休んでもとの生活に戻ってもかまいませんし、「あとちょっとで血糖値が正常になるから続けたい」「もうちょっとやせたいな」というあと1か月だ〜!!
もう少しだけ頑張るぞ〜!

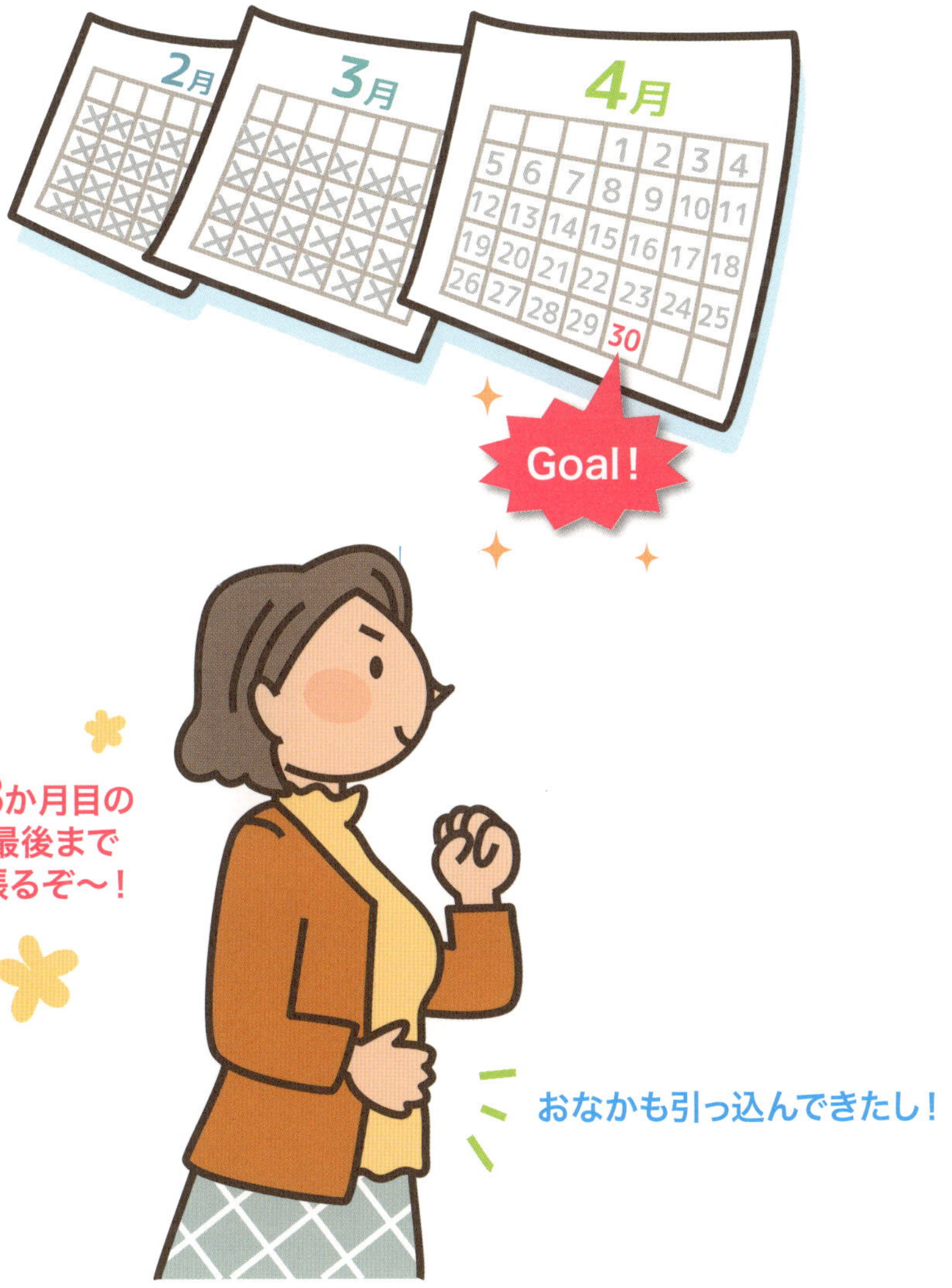
2月
3月
4月
Goal!
3か月目の
最後まで
頑張るぞ〜!
おなかも引っ込んできたし!

食前キャベツをはじめたら、しつこい便秘がよくなりました!(女性51歳)

のであれば、休まずに続けてもけっこうです。ただし、ムリはしないこと。「嫌だな」「苦しいな」「もうやめたい」と思って続けていると、いつか食欲が爆発してもとの体重よりも増えてしまったり、血糖値が上がってしまうのが関の山です。

少し休んでもとに戻ってしまったら、また一から仕切り直せばいいのです。

理想をいうなら、**血糖値を自力で下げる生活が定着して、血糖値を上げない・太らない食べ方と運動が身についたら万々歳**です。

肥満症の人は糖尿病だけでなく、高血圧や脂質異常症、ひざ痛、股関節痛などを抱えていることが多いですから、自分で体重を管理できるようになれば、いっぺんにあちこちの不具合がよくなります。

たとえいまは糖尿病しか発症していなくても、放っておけばほかの病気を呼び寄せることもありますし、動脈硬化が起きて心筋梗塞や脳卒中などが発症する可能性も高まります。

コツコツ続けているとそれが当たり前になる

私は、全国各地で1年に40回ほど講演を行っています。

講演先では必ずおいしいものをごちそうになってカロリーオーバーになってしまうので、この14年間、夕食は米抜きです。そうして講演先でのカロリーオーバーをならして身長175cm、体重75kgの体を維持しています。食前のキャベツと野菜、たんぱく質をとる食事もずっと続けています。

私がここまで続けていられるのは、肥満症の専門医として太ってしまったら患者さんに合わせる顔がないという思いからです。

14年も続けていると、この食事が当たり前になっていてつらいと思うことはありません。みなさんも自分に合うやり方を見つけて、血糖値が上がらない、糖尿病へと戻らない生活を手に入れてください。

体重と血糖値を毎日、はかって記録しよう！

【30ページの記録シートの使い方】

スタートの下に、スタート時の体重でキリのいい数字を記入し、下に向かって1kgずつ減らした数字を書きます。

グラフの下にははかった日付と体重を数字で記入します。グラフの縦線上に丸印をつけ、毎日の丸印をつなぎ折れ線グラフにします。

血糖値は、体重の横にスタート時の血糖値でキリのいい数字を記入します。下に向かって10ずつ減らした数字を書きます。グラフに丸印をつけ、毎日の丸印をつなぎます。

体重・血糖値で色を変えると見やすいでしょう。朝起きて排尿後にはかります。

20年前から糖尿病を患っていましたが、食前キャベツをはじめたところ、1年で10kg減。糖尿病が

体重と血糖値記録シート

月　日	月　日	月　日	月　日	月　日	月　日
kg	kg	kg	kg	kg	kg
mg/dL	mg/dL	mg/dL	mg/dL	mg/dL	mg/dL

圧剤とおさらばしました。（男性52歳）

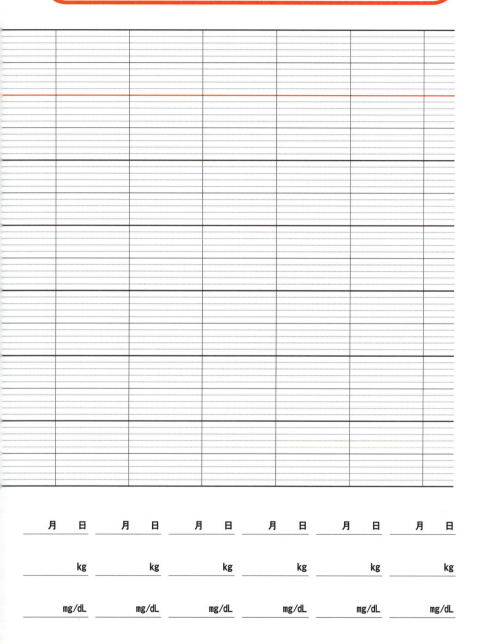

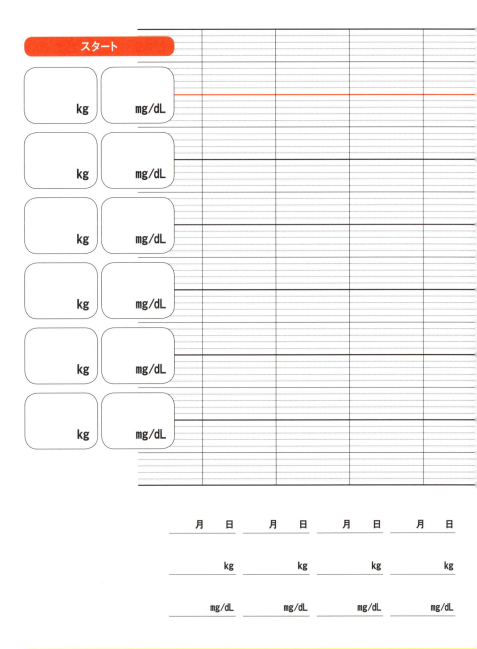

体重と血糖値を毎日、はかって記録しよう!

＊記入する前にコピーして3か月分の記録ができるようにすると便利です。

スタート

kg	mg/dL
kg	mg/dL
kg	mg/dL
kg	mg/dL
kg	mg/dL
kg	mg/dL

月　日	月　日	月　日	月　日
kg	kg	kg	kg
mg/dL	mg/dL	mg/dL	mg/dL

最高血圧値が140mmHgを超え、降圧剤を使っていましたが、食前キャベツのおかげで、いまは降

コラム

やる気がいちばん、頑張る人は血糖値が下がる!

やる気は伝染する

これまでに診た人のなかでいちばんやせたのは29歳の女性です。体重184kgで来られて、2年くらい、指導した通りの食べ方をして、毎日10㎞歩いたら、いまは96kg。半分ですよ! 見事です。

彼女の家族はお父さんと弟さんが120kgくらいで、お母さんは100kg。家族で毎日2～3kgの肉を食べるとか。よその病院で「高血圧でいつ脳卒中になって死ぬかわからない」といわれて私のところにやってきました。「死ぬ」と脅され、やせれば治るといわれた彼女の決意は非常にかたいものでした。

最近では、彼女がやせていく姿を見たお父さんが「わしもやせる」といってキャベツや野菜を食べるようになったとか。身近に成功例があると、まわりの人にもやる気が伝染するのだなと喜んでいます。

継続することが大事!

私の診療室にはときどき、ふつう体形の女性もやってきます。それは〝元肥満症〟の人たち。以前は90kgくらいあったけれど、減量に成功してそれを維持しているわけです。

太らない、血糖値を上げない食べ方はわかっているけれど、イライラすることがあると食べてしまいそうになるので、私のところでいろいろしゃべるわけです。私は話を聞いてその人がいってほしいと思っていることを表情から読み取って、相づちを打つだけ。それでひとしきり話し終えると「スカッとしました。二度と太らないように頑張ります」といってニコニコしながら帰っていきます。

私は肥満を解消したり、維持する原動力は本人の気持ちがいちばん大事だと思っています。

方法2

血糖値を「絶対に下げる」と心に決める

血糖値を下げるには体重を2～3kg落とせばいいけれど、
脂肪を貯えた体をやせさせるには、やる気のスイッチが
カチッと音を立てて入る瞬間が必要です。
血糖値が高いと糖尿病のリスクは高まります。
糖尿病を回避したい、治したいと思ったなら、
なぜやせられないのか、よ～く考えてみてください。

血糖値を順調に下げるにはこの3つの順番が肝心！

3か月やり通す覚悟ができたらスタート！

血糖値を順調に下げ、糖尿病を改善するには、上の3ステップの順番が非常に大事です。

病院でいわれて、何となく食事療法をしたことがあるかもしれませんが、何となくでは意味がありません。病気を治すのですから、食事はいままでとガラリと変わります。運動も必要です。そのとき、本人にやる気がなければ絶対に長続きしません。

この本を読んで食べ方がわかったとしても、自分のなかでやる気スイッチが入るまで、はじめてはいけません。

Step 1
やる気スイッチを入れる！

熟考期　やったほうがいいかな？
準備期　やるならいまかも…
行動期　よしやろう！

Step 2
食前キャベツ、温野菜で満腹！食べ方を実践!!

いわれました。（男性70歳）

Step 3
食後20～30分したら体を動かす！

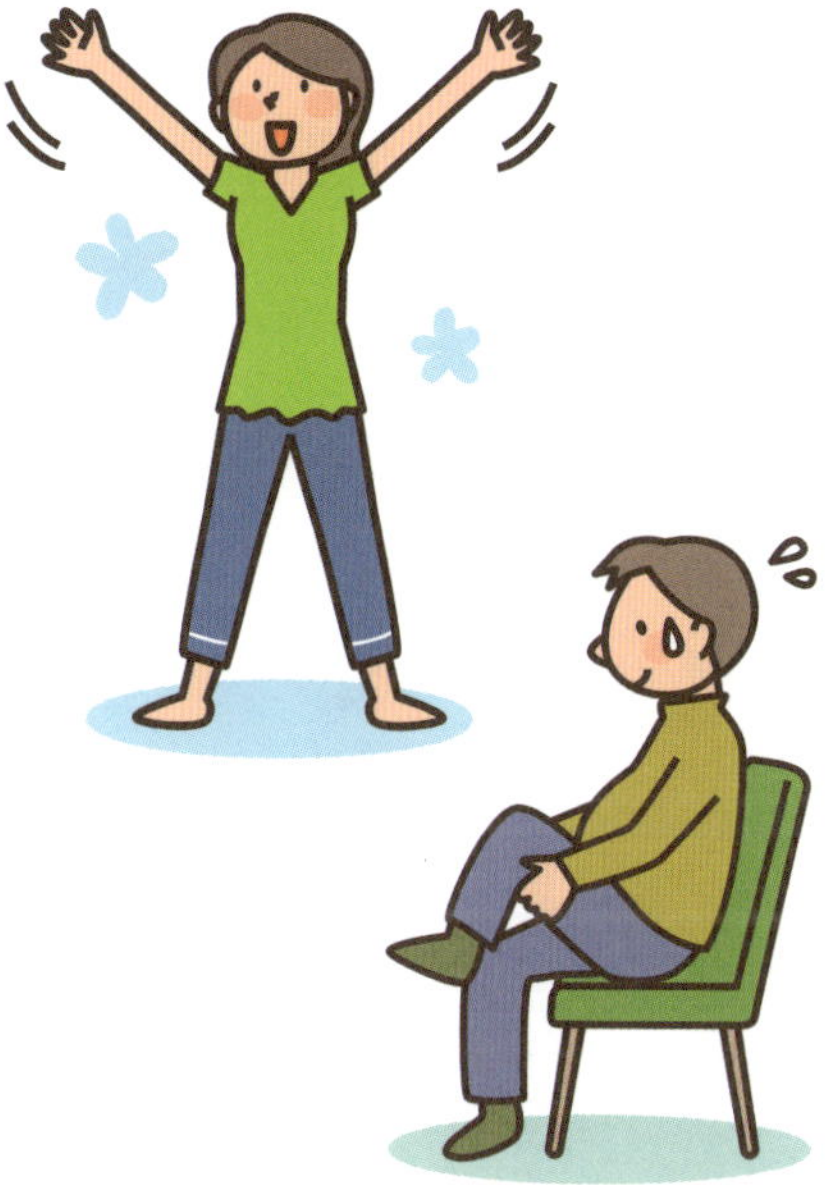

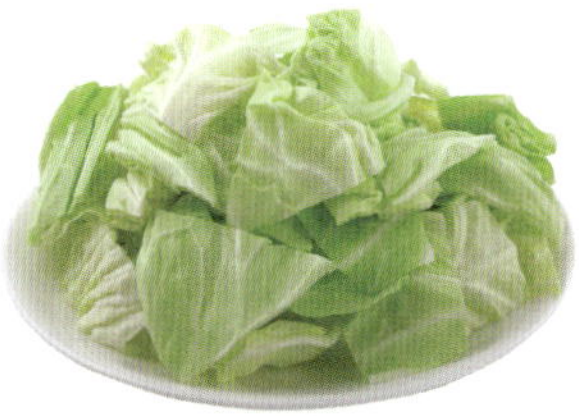

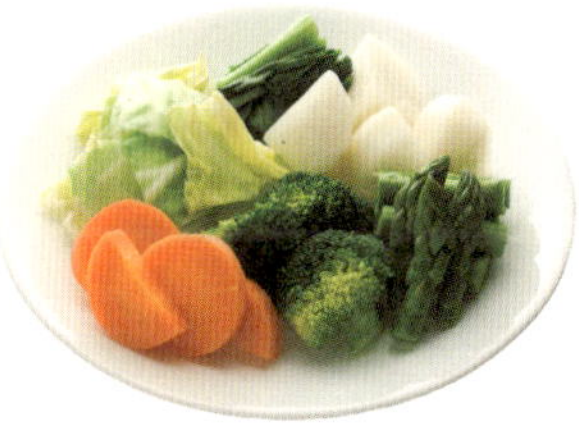

「やるならいま？」程度ではまだまだ。
「よしやろう！」となったら、それがスタートの合図。
食べ方を守り、運動をして3か月間続けてください。

3か月やる

**毎日寝る前に
1日をふり返る**

10%もあったヘモグロビンA1cが7%に下がり、担当医に驚かれ「キャベツを続けてください」と

やる気スイッチを
オンにしよう！

血糖値が高くなって、糖尿病と診断されたとき、病院で「食事は腹八分目にして、ウォーキングをするように」といわれた人が多いと思います。その場で、一度は納得されたかもしれません。

しかし、実際に「食事は腹八分目、ウォーキングを毎日した」という人はどのくらいいるのでしょう。血糖値が下がり、糖尿病を改善できた人は少ないのではないかと思います。

というのも、いったいどのくらいの量を腹八分目というのかもわかりませんし、ウォーキングといわれても、どのくらいの距離をどのくらいのスピードで歩いたらいいのか、具体的ではありませんよね。また、雨や雪の日もあるでしょうし、脚や腰が痛んだり、体の具合が悪いことだってあるでしょう。

それより何より、本人にやる気がないまま血糖値を下げよう、糖尿病をよくしようとしてもまるで意味がありません。

やる気スイッチを
オンにするには

やる気スイッチを入れるには、「どうしても血糖値を下げたい、やせて糖尿病を治したい！」という強い動機が必要です。

「30代で失明したらたいへんだ！」

「人工透析が必要になったら家族を養えない！」

「この方法なら私にもできる！」

「父親が糖尿病の合併症で苦しみながら死んだから私は絶対に治したい！」

「食うに食えない人に比べたら糖尿病なんてぜいたくだ」

「いまやれば、合併症の心配がない」

やる気になったときこそ
はじめどき！

ンA1cが6％前後で安定しています。（男性71歳）

このように思うようになったら、自然とやる気が出てきます。

まずは敵（＝糖尿病）のことをよく知って、病気によって自分にふりかかる影響をメリットとデメリットに分けて考えると、頭のなかが整理され、やる気が高まってきます。

また、糖尿病の怖さはわかっていても、ストレスが減量を邪魔していることもあります。食べているとき、お酒を飲んでいるときは嫌なことを忘れられるという人は、ストレスをうまくはねのける考え方を知るのが得策です。

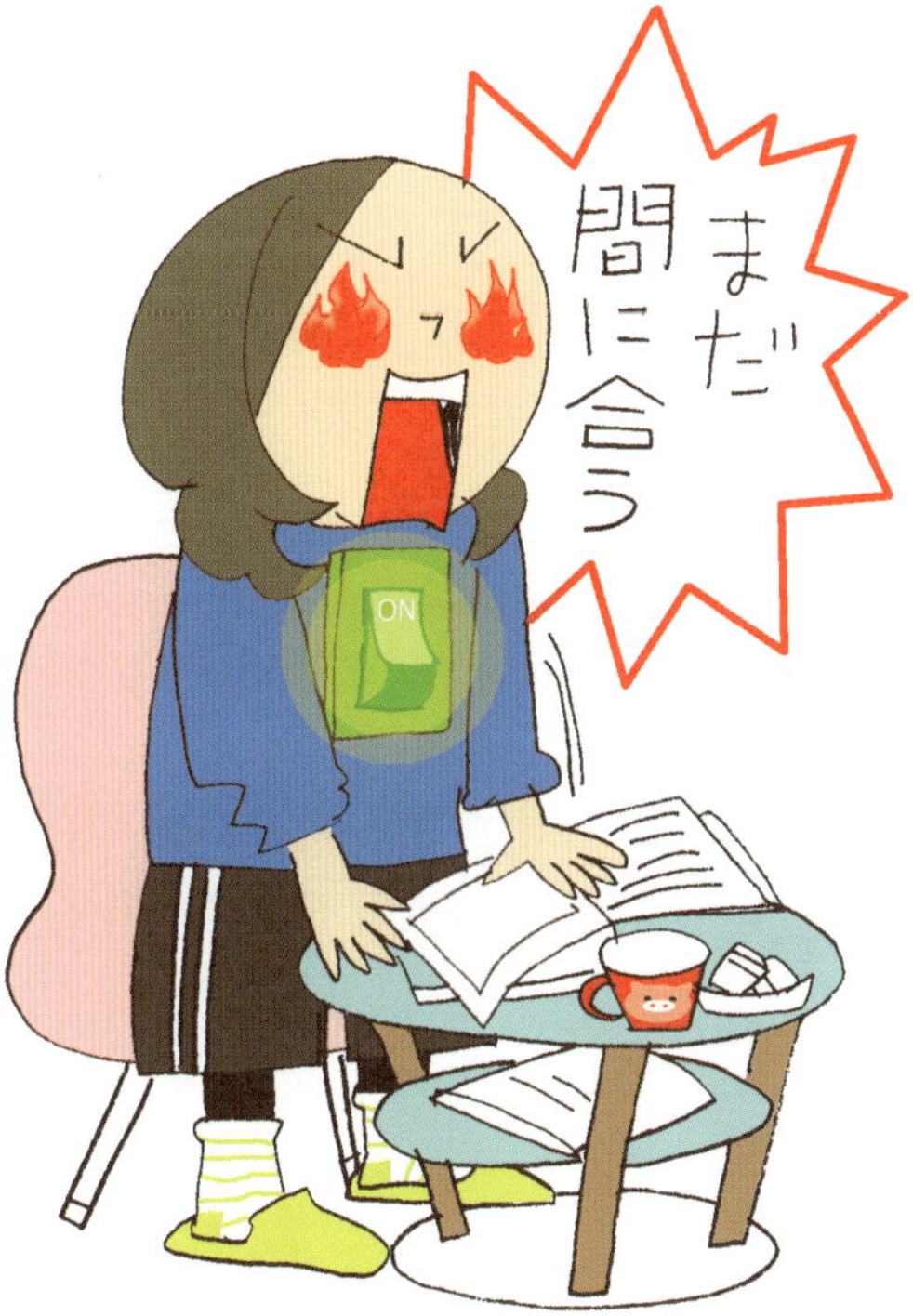

自分の生活をふり返って メリット・デメリットを比べる

メリット例

- 食べるとストレスが消える
- お酒を飲むとよく眠れる
- ラーメンの食べ歩きが楽しくてやめられない
- 甘い物を食べると幸せを感じる
- ごちそうは仕事を頑張った自分へのごほうび
- 安くておなかいっぱいになるお弁当はお得！
- お菓子を食べると禁煙できる
- 境界型で、まだ糖尿病ではない。このままを維持できると思う

やる気スイッチは自分で入れよう！

「血糖値下がるかな？」

「減量できるかな？」

「糖尿病の合併症は怖いけど、きっとまだ大丈夫だよね」

「キリがいいから、来月からはじめても間に合うだろう」

こんなふうに漫然と思っていても、いつまでたってもやる気スイッチをオンにすることはできません。

誰か的確なアドバイスをしてくれる人がいればいいのですが、そうい

す！（女性29歳）

デメリット例

- 病院に行って薬をもらうと、お金と時間がかかる
- 糖尿病の合併症が怖い
- 体の不調が増えた
- 大きなサイズのコーナーでしか服が買えない
- 脚が痛くて出かけるのがおっくう
- 食費がかさむ
- 太ったままだと彼女（彼氏）に結婚してもらえない
- 子どもが肥満気味で将来、糖尿病になるかもしれないと心配

う人がいないなら、自力でやる気スイッチを入れるほかないのです。

客観的に見て何がベストか考える

まずは、いまの自分がどんな生活をしているのかを客観的に見て、いまの生活を続けていると近い将来にどんなことが起きるかを冷静にじっくり考えることが必要です。頭で考えているだけでは次から次にいろいろなことが浮かび、うまく整理できないことがあります。

そこで、紙に書き出し、文字にしてながめると、冷静に考えられるようになります。

上の例を参考にして、自分の生活のメリットとデメリットを書き出してください。

洋服のサイズがダウン！かわいい服が着られるようになったので、このままキープするよう頑張りま

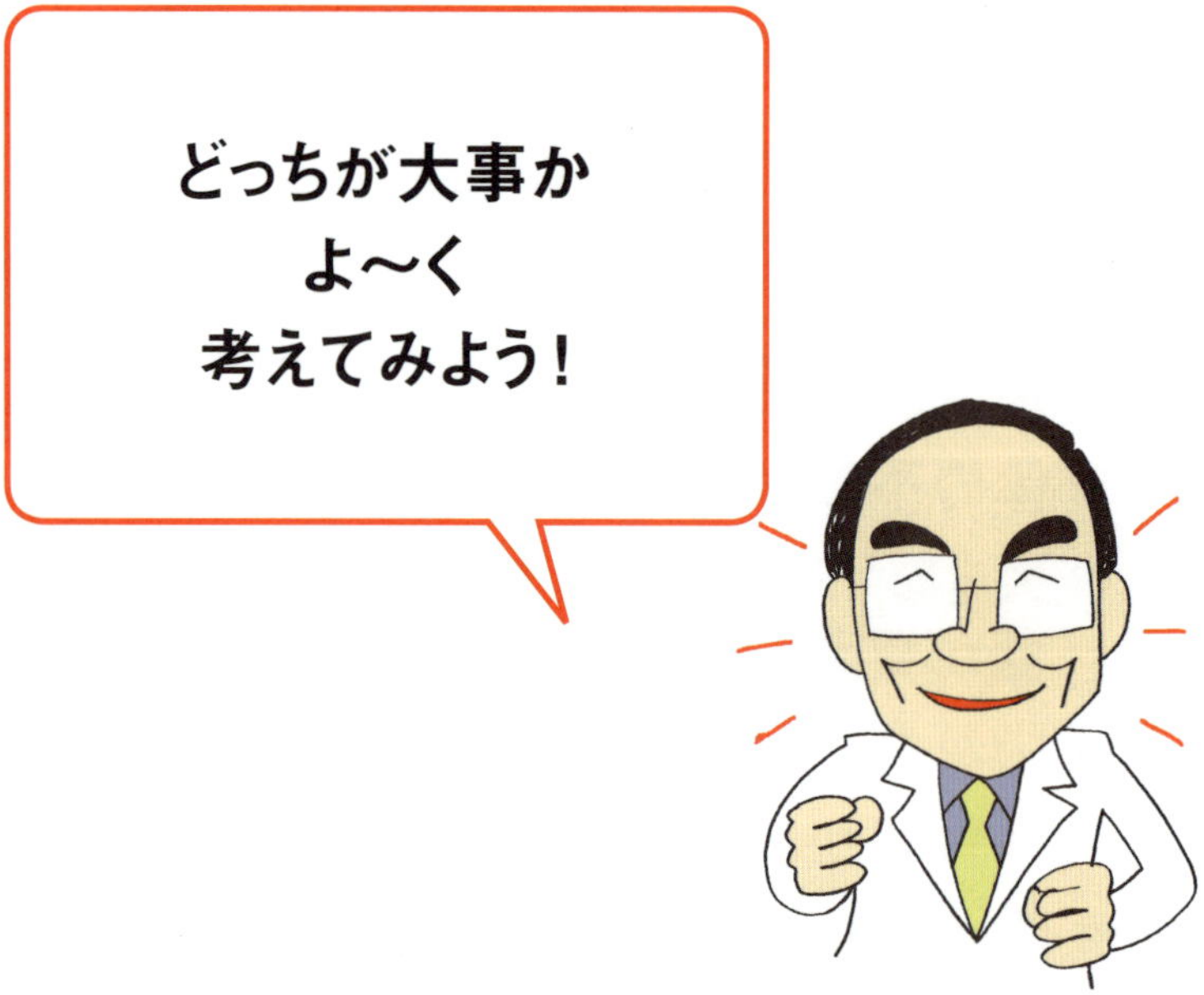

紙とペンを用意してください。左のてんびんばかりをコピーして使ってもかまいませんし、面倒なら紙はチラシの裏でも、子どもさんのノートの残りでも何でもかまいません。紙を半分に折って、その半分の1行目にメリット、もう半分の1行目にデメリットと書いてください。

これで「メリット・デメリットのてんびんばかり」ができました。

メリット側にはいまの生活のなかで楽しいこと、ラクなこと、快適なことを書きます。

デメリット側にはつらいこと、イヤなこと、損なことを書きます。思いつくままでいいので、できるだけたくさん書き出してください。

このてんびんばかりにどれだけ書けましたか?

書き出したら、それぞれのことの重大さをはかります。

メリットとデメリットを比較して、デメリットの深刻さに気づけば、やる気スイッチがカチッと入ります。

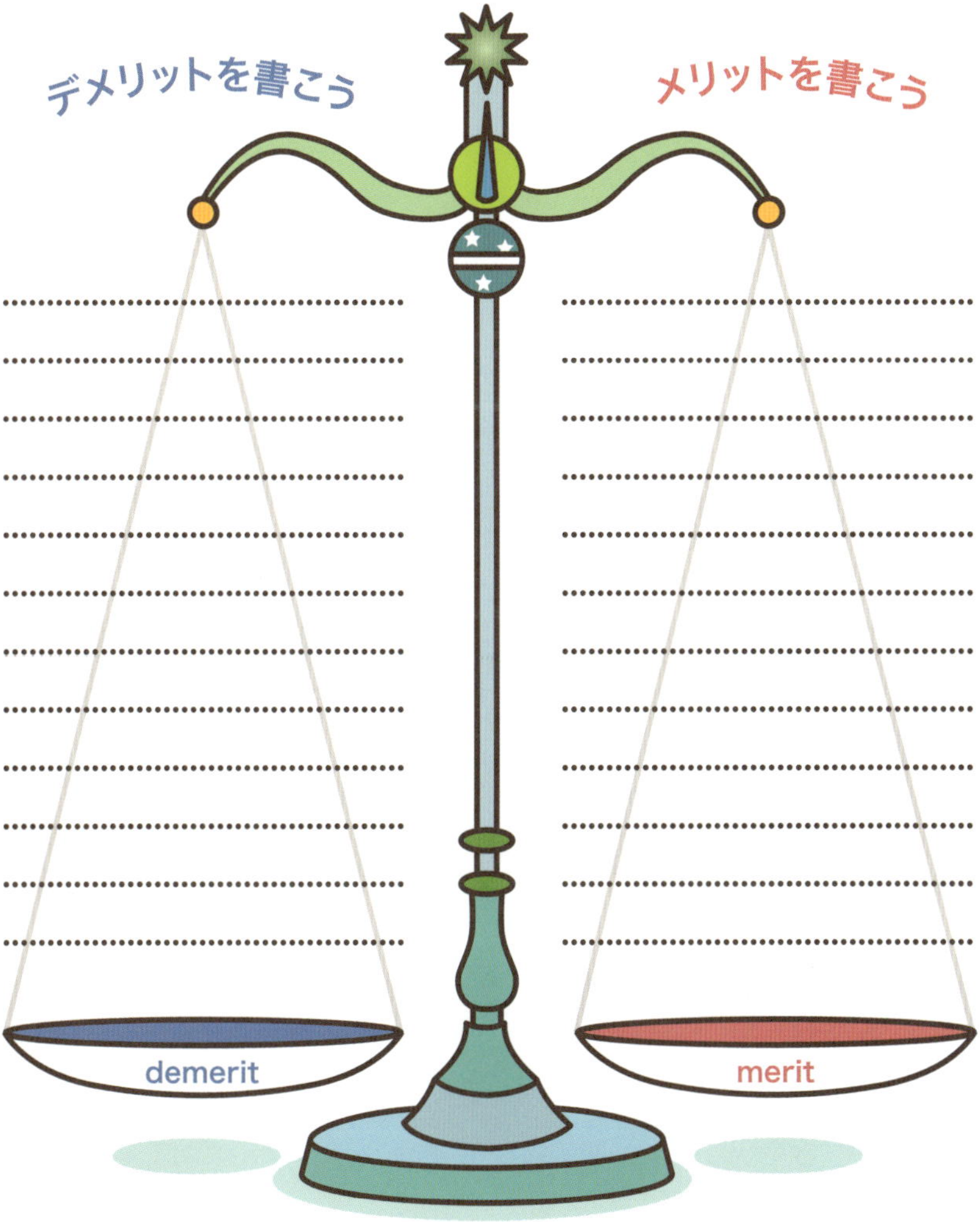

以前はスポーツマンでしたが、太ってから運動はしなくなり……。でも、食前キャベツでやせ、運動

ため込んでいるストレスを解消しよう！

多くのストレスは解決できる

ストレスに強くなるには、ちょっとだけ視点をずらし、ものの考え方を変えればいいのです。出来事によってストレスはその大きさが違います。

ワシントン大学のトーマス・H・ホームズとリチャード・ラーエという人が、さまざまな出来事の精神的ストレスを点数化して、その大きさを表しています。最も大きなストレスになるのが配偶者の死で１００点。以下、離婚73点、別居65点、拘留63点、近親者の死63点、ケガや病気53点と続きます。

大きなストレスはときに心の病気をもたらすこともあるので注意が必要です。しかし、食べ過ぎてしまう原因になっているストレスのほとんどが、よくある日常的な悩み事です。

食べるためのいい訳は日常のなかに山ほど隠れています。

そして日常の出来事のなかにある悩み事、ストレスはたいがい何とかなるものです。

食欲のあるストレスは大したものではない

あるとき20代の女性の患者さんがやってきて、悩みを訴えました。

大失恋してスイーツをやけ食いしてからというもの、食欲が抑えられなくなり毎日ケーキを食べ

（女性50歳）

ていました。当然、激太りして健康診断では血糖値が高いと注意されてしまうし、どうせ私なんかという気分になって、ますます落ち込んでしまうというのです。そこで、こんな話をしました。

「おかしいなぁ。ホントのホントに好きな人に大失恋してショックやったら、そんなに食べられませんよ。食べて激太りするどころか、寝込んでやせ細るはずです。深刻な精神的ショックを受けると、カテコールアミンというストレスホルモンが作用して代謝が活性化され、やせ細るものです。脳の満腹中枢というところは交感神経の中枢なので、そこが活性化されると食欲が落ちる。それで、どんどんやせる。人間の体はそういうふうにできています。あんなヤツにフラれてムカつく！　と思っているくらいなものではないの？」

「そうなんですか！　ホントのホントにつら過ぎたら、やせるんですか！　じゃあ私……、アハハ！」

そういってゲラゲラ笑い出しました。さっきまでの悲劇のヒロインは、消え失せました。

やけ食いで太ったといって来る人はけっこう多いものですが、食べる元気があるうちはたいがい大丈夫。好きだと思っていた人にフラれたら、腹も立つし、くやしいかもしれないけれど、それだけ食欲があるなら大したことではないのです。

自分が思っている以上に、体は正直なものです。よ～く考えたら、フラれても食べ過ぎて太ってしまったなら、やせ細るほどの相手ではなかった、自分の人生にとってそんな程度、大したヤツじゃなかった、次に乗り移れということではないでしょうか。

ポジティブシンキングでいきましょう。

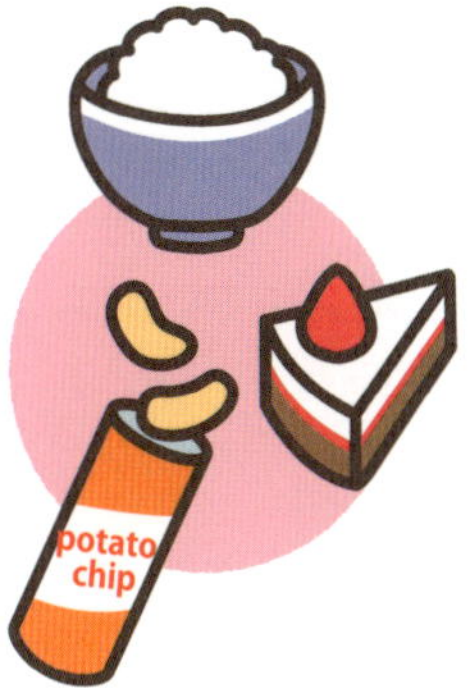

まだ食前キャベツをはじめて10日ですが、3kgもやせました！　これなら続けられそうです。

吉田流 ストレス解消例を紹介！

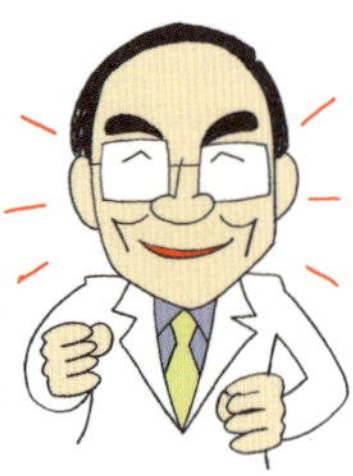

**患者さんの話を聞いて、ストレスを軽減するような考え方を指南するのも
吉田先生の得意とするところ。ここでは実際の相談から、
ストレスを解消するヒントになる事例を紹介します。
ストレスのせいで食べ過ぎてしまう人は、必読です！**

同僚にいじめられて食欲が止まりません。ダイエットをするなんてムリ……

どれくらい深刻ないじめかにもよるけれども、どうしてもやってられないということなら会社を辞めるのも選択肢のひとつです。

あるいは、もう少しその職場で頑張れそうなら、自分に反省点がないかどうか考えてみるのもあり。誰かに話しかけられても愛想のない返事ばかりしてたら、いじめられる原因が自分にあるかもしれない。つくり笑いでいいから、ニコニコして同僚に話しかけるようにしたら職場の雰囲気が変わるかもしれませんよ。

夫の稼ぎが悪くて将来が不安です。食べていると安心できるんです

はじめから稼ぎが悪いなら、それを承知で納得して結婚したのだからしょうがないよね。途中で失業したり、転職して稼ぎが悪くなったとしても、自分が好きでいっしょになったのなら、自分も働けばいいんじゃないかな。亭主だけが働くものだという決まりもないし、自分ができることは協力すればいい。

人には悪いときがあればいいときもあります。稼ぎが悪いという理由だけで見捨てたら、あなたが人間的にちっちゃいなと思いますよ。

（男性41歳）

中学生の子どもが勉強しなくてイライラします

ただ、「勉強しなさい」と尻をたたいてもそれはムリ。どうしていま、勉強をしないといけないのかを子どもに理解させないと、子どもはやる気になりません。

もし、医者にしたいなら病気を治したら喜ばれるとか、弁護士にしたいなら困っている人の問題を解決したら人の役に立つということを、納得いくまでちゃんと説明しないと。

減量と同じで、本人がちゃんと納得してやる気になったら成績はぐんぐん伸びますよ。

姑がいちいち家事に文句をつけてきます。食べ放題でしかうさを晴らせません

姑さんがいることを知っていて嫁入りしたのなら、そこの家になじんでいくのが本当かな。もし結婚して同居するまで姑さんがそういう人だと知らなかったのなら、それは調査が甘かった。難しい要求をされたら「できません」といえばいいんじゃないかな。

でも、一度はその家に入ってもいいと思ったのなら、姑さんが元気なうちはうまく仕えたほうがうまくまわるんじゃない? お金持ちの家なら、そのうち遺産が入ってくるだろうしね。

妻の料理がまずくて、つい外食したくなります

どうして自分で料理をしないの? 私は自分でもやりますよ。最近は男の料理教室というのもあるし、夫婦で料理教室に行ってもいいですよね。奥さんが料理に興味がないなら、いっしょに食事に出かけてこんな味つけにするとおいしい! というのを教えたらいいと思います。自分でつくるにしても、奥さんにつくってもらうにしても、簡単なこと。それは減量をしないでおいしいものを食べるいい訳なんじゃない?

食前キャベツをはじめてから、不思議と甘い物がほしくなくなり、自然に8kgも体重が減りました。

コラム

カロリー・塩分も調整可能 料理は自分でしよう!

外食で減量するのは困難!

血糖値を下げ、糖尿病を克服するのはもちろんのこと、健康のことを考えるなら自分で料理をするのがいちばんです。好きな材料を選べるだけでなく、調味料のカロリーや糖分、塩分をすべて思い通りにできますから。

料理をまるっきりしない患者さんには、温野菜の代わりとしてコンビニのおでん鍋から野菜だけを買ってもいいとアドバイスすることもありますが、調味料のことを考えたらやっぱり自分でつくるのがベストです。売っている惣菜や外食では、くり返し食べたくなる味にするために砂糖や油、塩が容赦なく使われています。砂糖は血糖値を上げるし、砂糖も油もカロリーが高い。塩は高血圧の敵です。これらを食べていたら血糖値は下がらず、減量や減塩も困難です。

食費も節約できる

費用にしても、つくると買うでは相当違います。こんにゃくは1枚100円くらいで買えますが、おでんに入っているこんにゃくは4分の1枚くらいの大きさで100円はしますよね。

大根は1本200円くらいだけど、おでんだとひと切れでやっぱり100円くらいするでしょ。

私は家で料理をすることはほとんどありませんが、患者さんにすすめている料理はすべてつくれます。

自分でできないことを人にすすめるわけにはいきませんから。「料理なんてしたことがない」という患者さんには「鍋を買え」「切り方くらい覚えろ」「ちっとは努力せえ!」と活を入れながら、料理の仕方を教えています。

方法3

食べ方を工夫して体重を2～3kg落とす

やる気スイッチがカチッと入ったら、
いよいよ食べ方を変えるときです！
食前キャベツと温野菜でおなかを満たして、
空腹をガマンしない減量をはじめてください。
食べ方のルールはいたってシンプル！
やる気スイッチさえ入っていれば誰にでも実践できます。
3か月の期間限定で2～3kgの減量を達成してください。

野菜でおなかをふくらませて血糖値の急上昇を防ごう

血糖値を急上昇させる元凶は砂糖と炭水化物

血糖値を上げるのは食べ物に含まれている糖質です。糖質は食べ物全般に含まれていますが、ごはん、めん類、パン、餅といった主食にとくに多く含まれています。いうまでもなく砂糖は糖質の塊です。

ごはんを何杯もお代わりしたり、大盛りラーメンを食べたり、パンやケーキの食べ放題に勇んで通っていてはいけません。

また、じゃがいもやさつまいもな

甘くなくても、スナック菓子やおせんべいには注意！

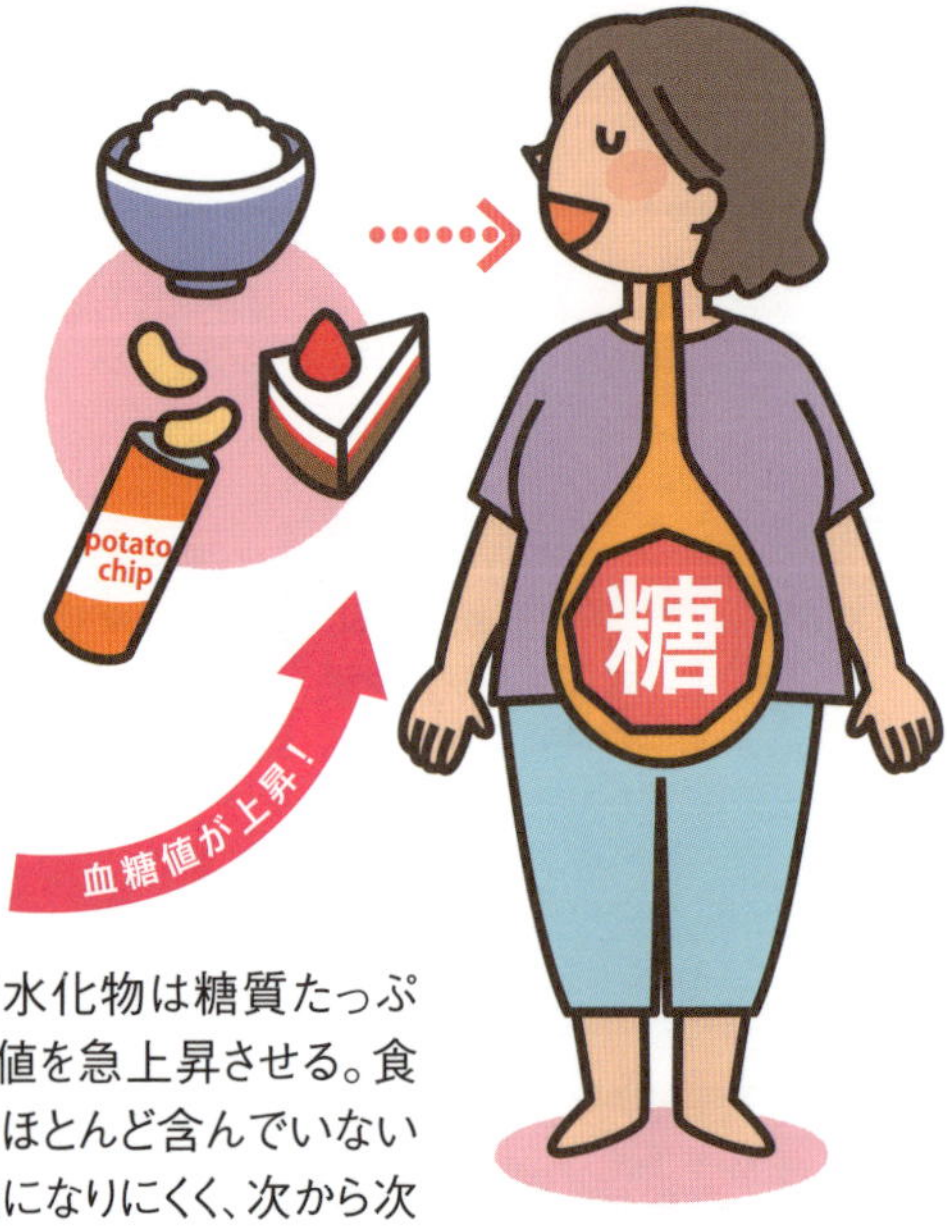

砂糖と炭水化物は糖質たっぷりで血糖値を急上昇させる。食物繊維をほとんど含んでいないので満腹になりにくく、次から次へと食べてしまいやすい。

がりました。（男性49歳）

食べる順番を変えるだけなら、ラクにできる！

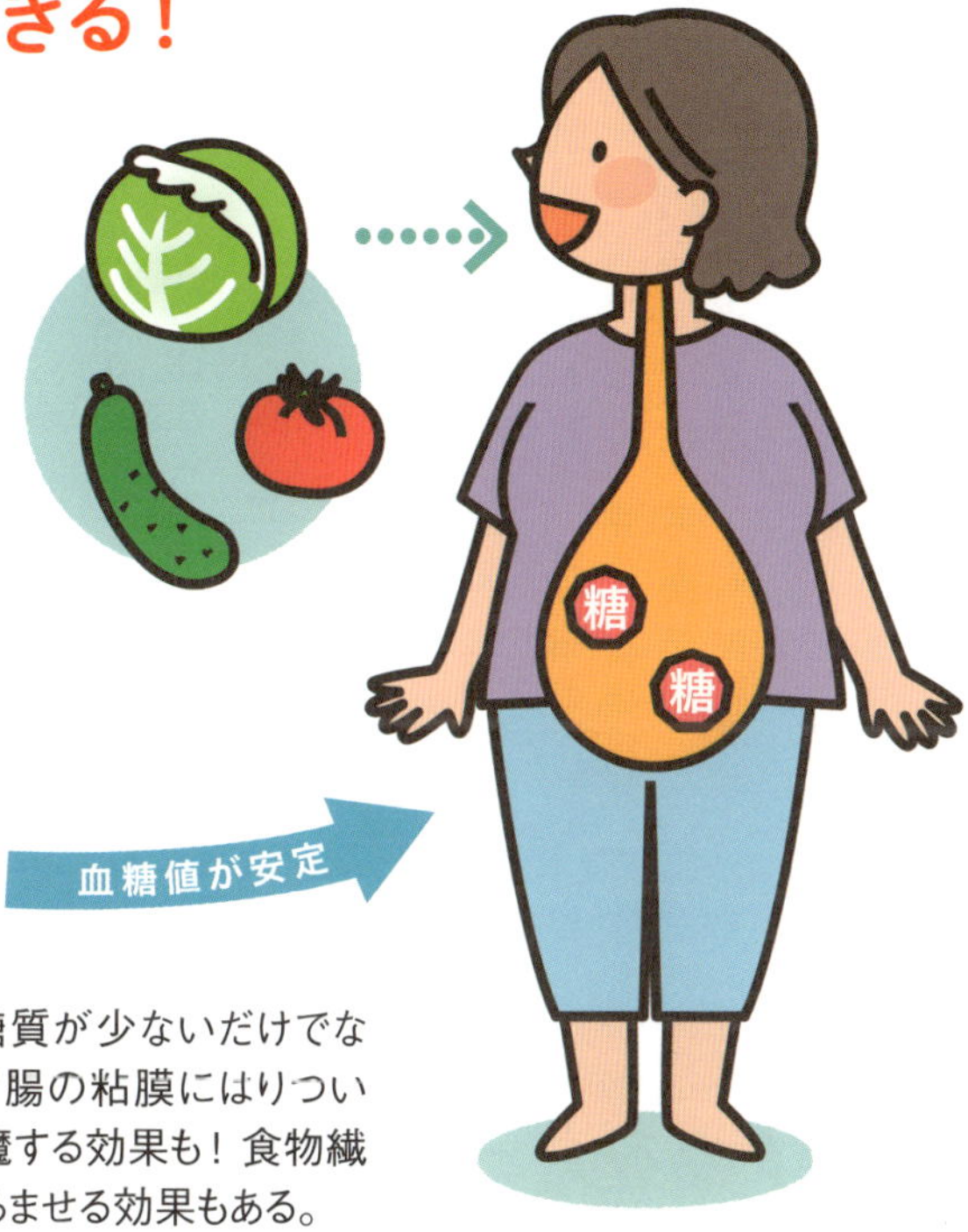

野菜はそもそも糖質が少ないだけでなく、食物繊維が胃腸の粘膜にはりついて糖の吸収を邪魔する効果も！ 食物繊維はおなかをふくらませる効果もある。

どのいも類、とうもろこし、かぼちゃにも多くの糖質が含まれています。

おやつのおまんじゅうやケーキには、砂糖も小麦粉もたっぷり使われているのは周知の事実です。

ここで注意したいのは、スナック菓子やおせんべいなど、甘くないお菓子。スナック菓子の原料はじゃがいもやとうもろこしですし、おせんべいの原料は米です。

甘くないからと油断していると血糖値がピュッ！ と上がります。決して甘く見ないでください。

少し前にテレビ番組のインタビューで「今日は野菜を食べましたか？」と聞かれて、「はい、ポテトチップスを食べました」と答えた若い女性を見ました。うーん、彼女の血糖値が心配になってしまいます。

私が食前キャベツをやっていたら、糖尿病の母もやりはじめ、ヘモグロビンA1cも見事5%台に下そこでこれらを食べずに、野菜でおなかを満たせば、血糖値は上がらずにすみます。

血糖コントロールのために、ぜひ食べてほしいのは葉もの野菜や根菜。これらの野菜にも糖質は含まれていますが、主食やいも類に比べたらごくわずか。白米の20分の1～5分の1程度の糖質しか含んでいません。満腹になるまで食べても、血糖値を急上昇させる心配がありません。

食物繊維がはりついて糖の吸収を低下させる

しかも野菜を食事の最初に食べると、野菜に含まれている食物繊維が胃や腸の粘膜にベッタリはりついて、そのあとに食べるおかずやごはんに含まれている糖の吸収を低下させます。もし、食物繊維がはりついていないところに、おかずやごはんを食べたら血糖値がビュ～ッ！と上がってしまいますが、野菜を食べておけばその上がり方を半分くらいに抑えることができます。

野菜をたっぷり食べよう！

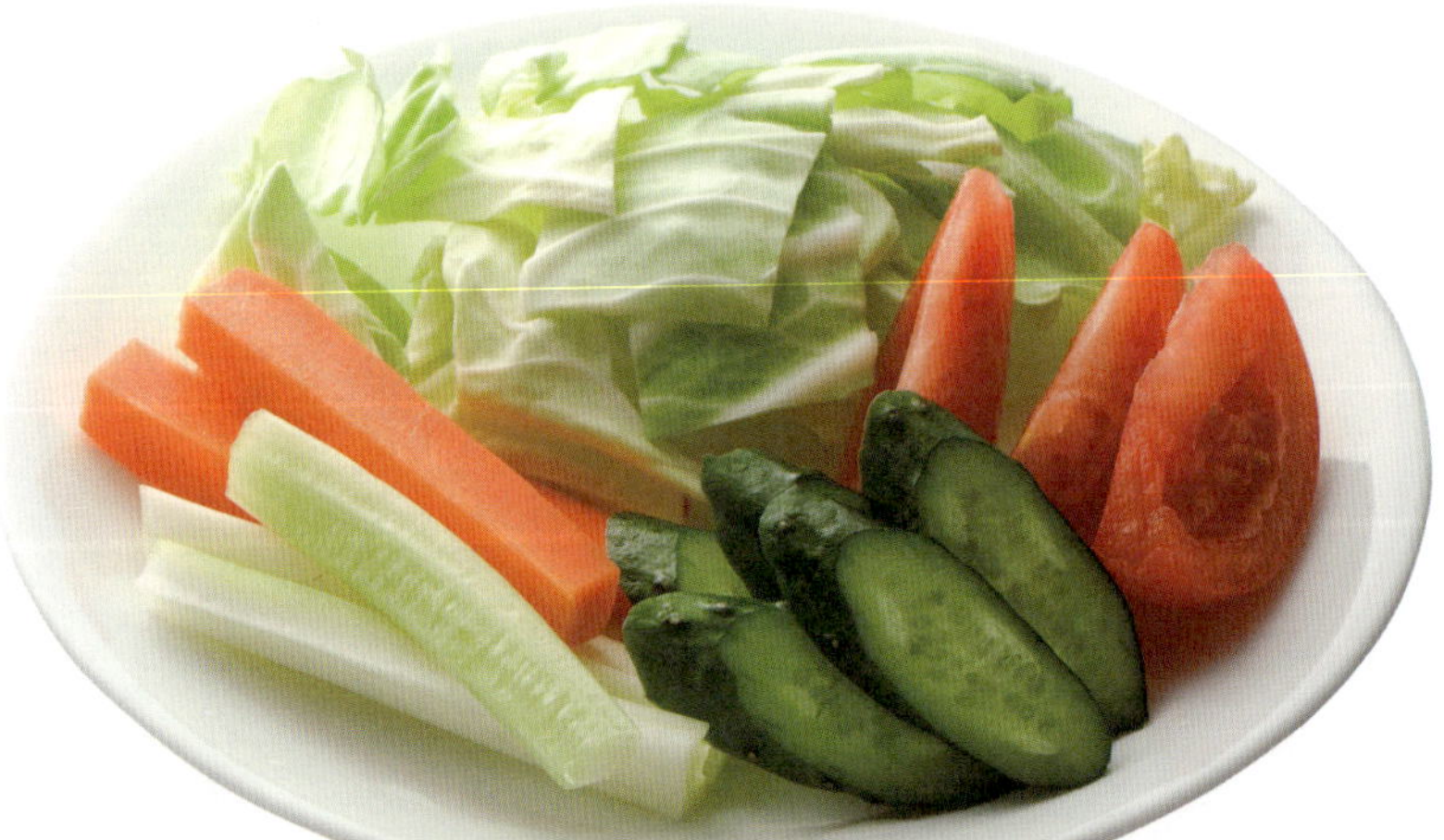

食べ物に含まれる糖質に注意すれば血糖値急上昇は防げるんや

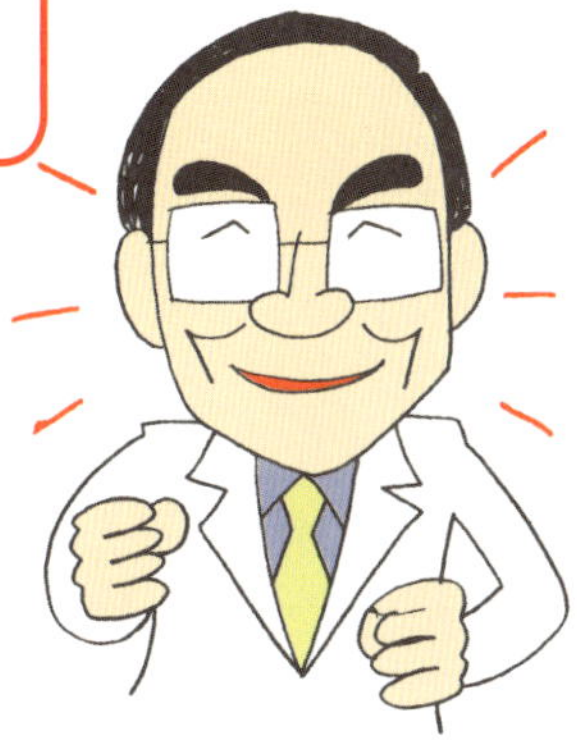

食物繊維はおなかをふくらませるのにはうってつけ。

葉野菜や根菜に多く含まれる食物繊維は、不溶性食物繊維といって、水分を吸ってふくらむという特徴があります。食事の前に食べておけばおなかのすき間がうめられ、おかずやごはんを大量に食べなくても平気でいられます。食べたあとにおなかがすいたら、また野菜を食べればいいのです。これで糖質の少ない食事でも満足できるようになります。

血糖値の上昇を抑え、カロリーをとり過ぎないようにすれば、体重の増加を防ぐことができ、糖尿病も改善できます。

野菜は血糖値を上げず、満腹効果が高い理想的な食材です。

また「繊維質」はスジが多いので、よくかまなければ飲み込めません。よくかむことで食べ過ぎを防ぎ、満腹感も得られやすくなりますから、減量効果も高めてくれます。

3年ぶりの同窓会で「やせたね」といわれ、うれしかったです！（女性30歳）

野菜はいつでも無制限で食べられる！

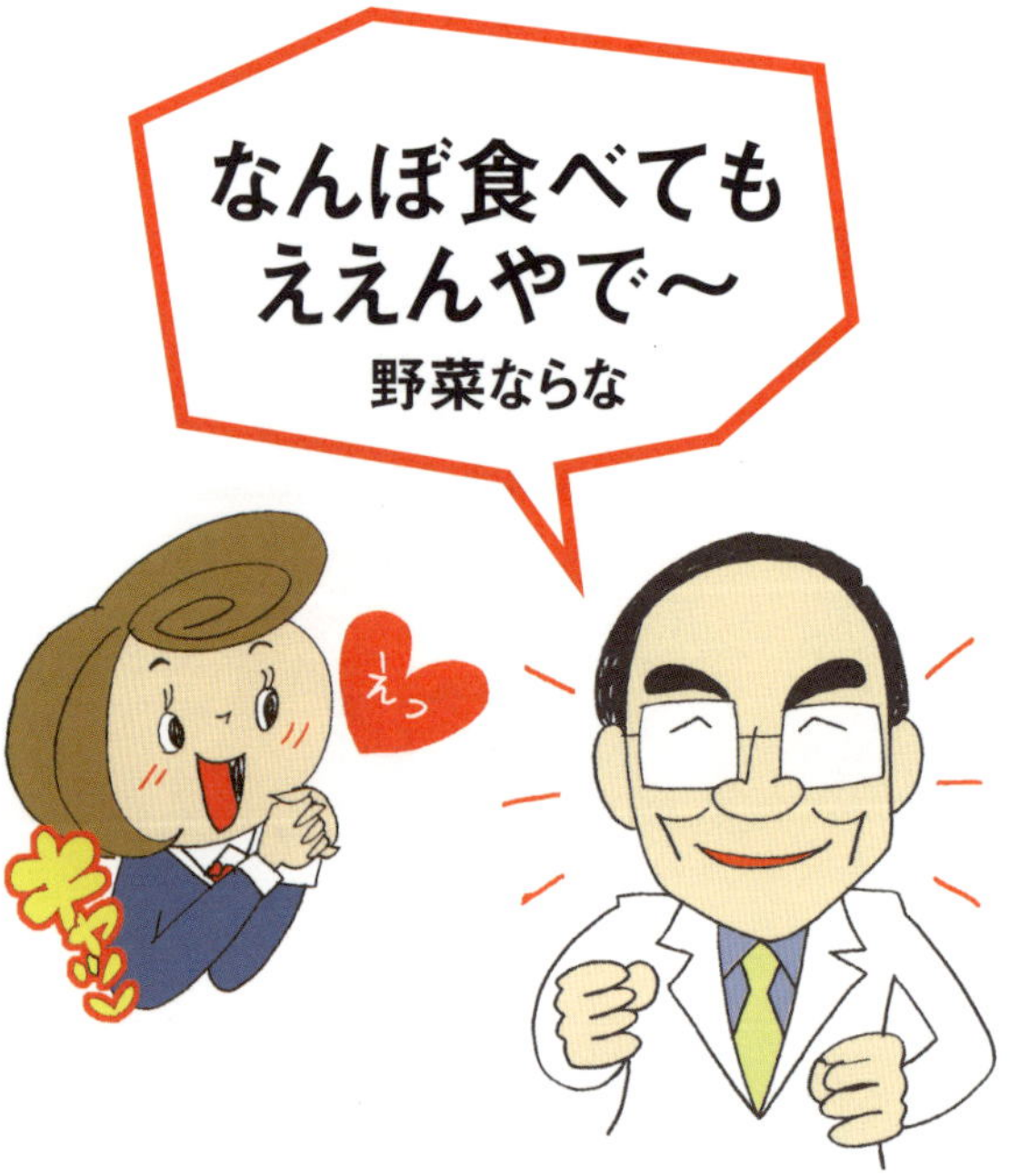

やせてもハリとツヤが保てる野菜

血糖値を上げない食べ方では、野菜はいつでも食べ放題。食べ過ぎを防ぎ、やせたときに顔や体にシワがよったり、肌のハリがなくなってやつれてしまわないように、食事の前に生キャベツを必ず食べます。

そのほかに、つくり置きできる温野菜はいつ食べてもOK。

いままでおまんじゅうやケーキ、おせんべいやスナック菓子を食べていた代わりに、温野菜を食べます。お菓子とは味が違いますが、血糖値の急上昇を防ぐことができます。

ました！（女性22歳）

野菜なら何でもOK！ ＋ 食前キャベツ

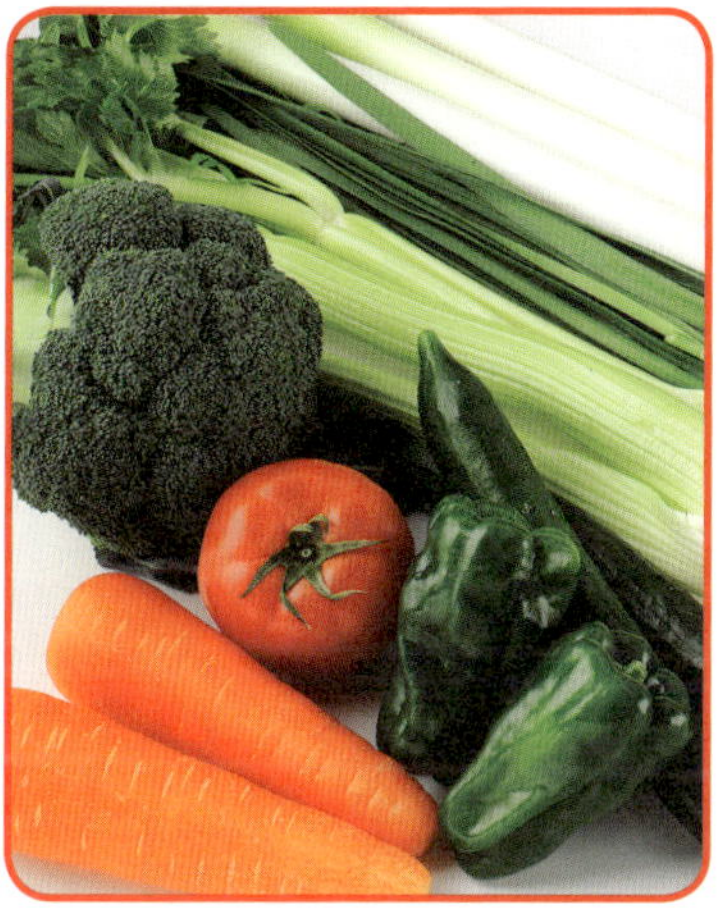

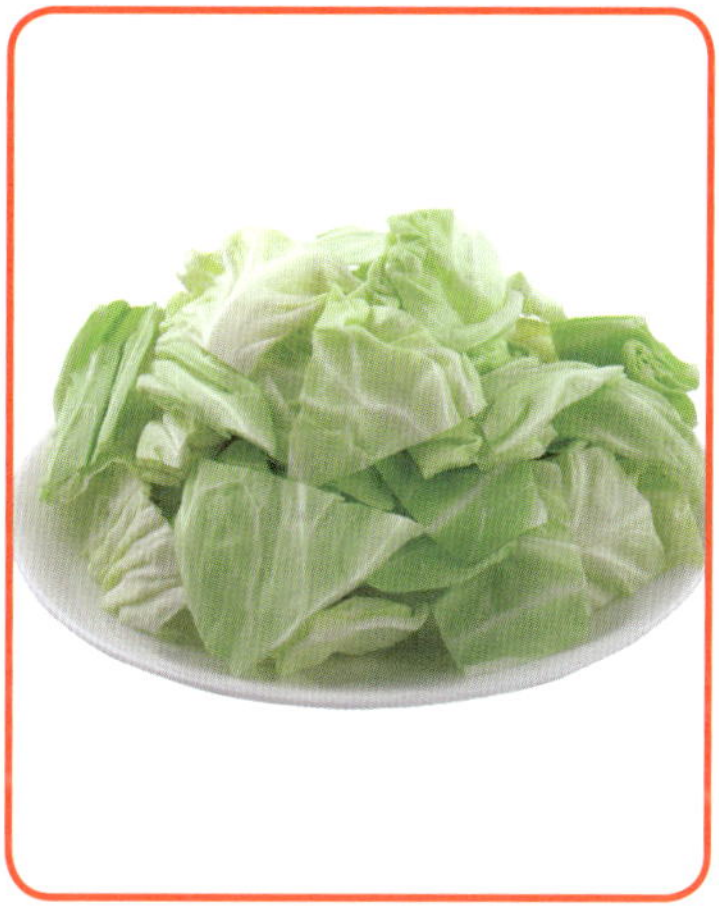

食前に生のキャベツを食べる

食事の前に生のキャベツをよくかんで食べると、かみ砕かれた食物繊維が胃腸の粘膜にベタッとはりついてそのあとに食べる糖の吸収を阻害します。キャベツに豊富に含まれるビタミンCは、肌を若々しくする効果が絶大！　血糖値の上昇を防げるばかりでなく、女性にうれしい効果できれいになれます。

温野菜は、糖質の多いいも類、かぼちゃなどに注意

いも類、かぼちゃ、とうもろこしを除く野菜を薄味で煮たものを用意して、いつでもすぐに食べられるようにしておきます。野菜は糖質量もカロリーも少ないので安心して食べてください。この温野菜からも食物繊維やビタミンがたっぷりとれます。

 家族全員太っていましたが、私が食前キャベツをやりだしたら、我が家の習慣に。みんなやせてき

キャベツは毎食6分の1個食べる

1食で6分の1個分

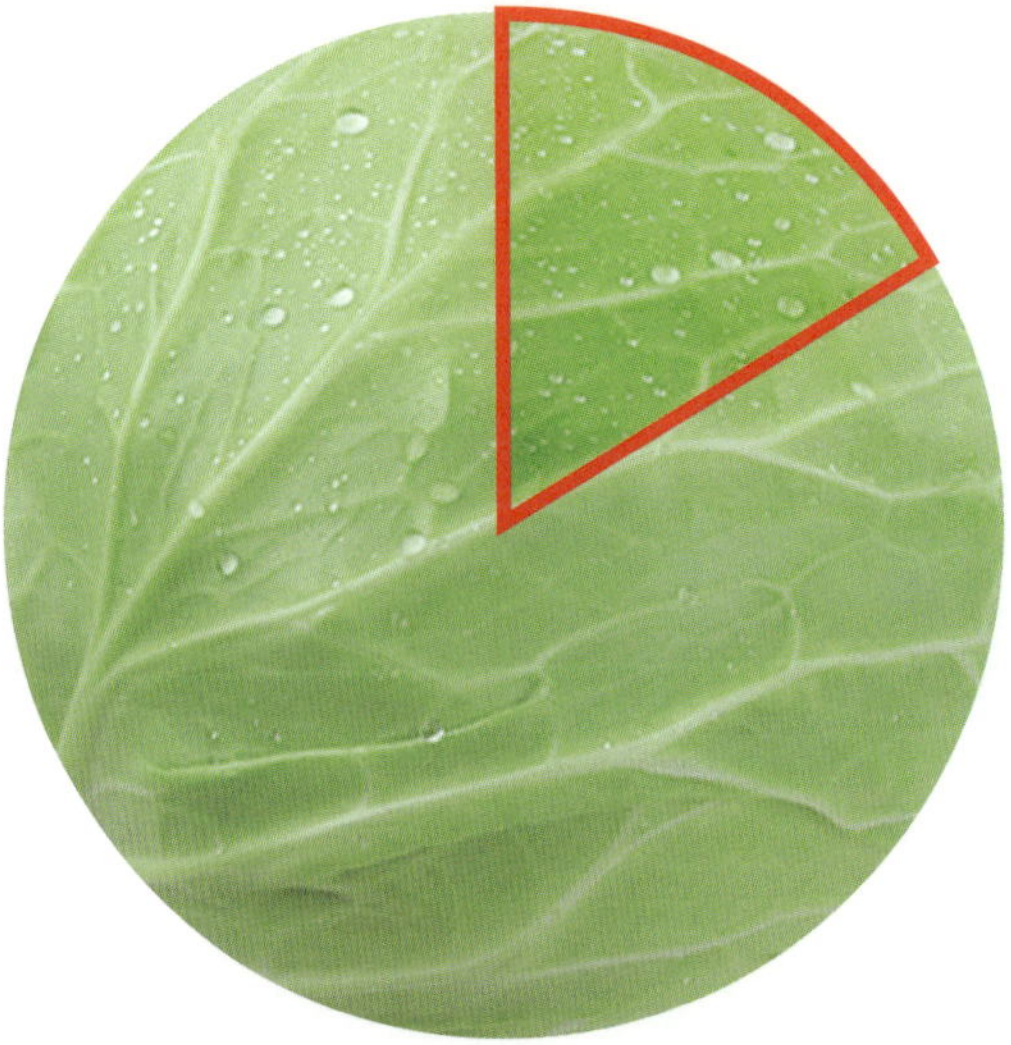

3度の食事の前によくかんで食べる

3度の食事の前に、生のキャベツをじっくりよくかんで食べます。おなかがどんなにすいていても、早食いはしないでください。

食べるキャベツの目安量は、1回につき、キャベツ1玉のうちの6分の1個。つまり、3度の食事前に食べる量を合わせると、1日でキャベツ半分。3食以外でも小腹がすいたときには食べてOK。

キャベツは、レタスやほうれんそうなどの葉もの野菜のなかで、かみごたえナンバーワン！

キャベツ6分の1個を食べるには10分以上かかるので、満腹中枢をバッチリ刺激します。

キャベツは5㎝角の大きさにする

かみごたえのある大きさ！

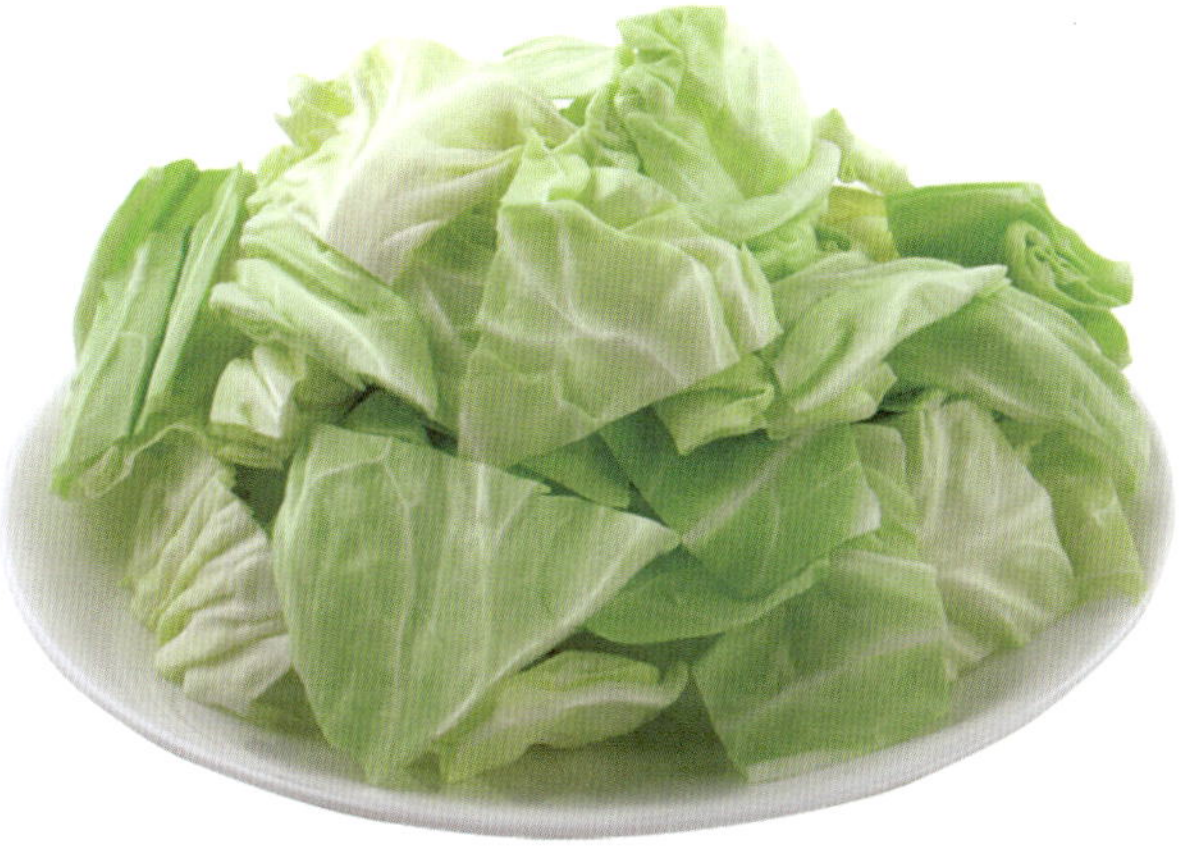

5㎝角が目安 手でちぎってもＯＫ！

キャベツは5㎝角にカットします。このくらいの大きさが、かみごたえを生み出すのに最適で、早食い防止にも効果的です。包丁を使うのが面倒なら、5㎝を目安に手でちぎってもかまいません。

しかし、歯の悪い人や高齢者で食べづらい場合には、せん切りにしてもかまいません。

もしキャベツに飽きたら、高級スーパーやデパートでキャベツを買ってみてください。より新鮮で、ふつうのスーパーで買うキャベツとは、ひと味もふた味も違います。高いといってもたかだか数百円の違い、霜降り肉に比べたら安いものです。

キャベツはスゴい！

キャベツは、どこにでもあるふつうの野菜。
しかし、その働きはふつうじゃありません。
血糖値を下げて糖尿病を改善するだけでなく、
たくさんの健康効果が期待できます。
いい成分がぎっしり詰まったキャベツをぜひ、
食卓の主役にしてください！

安い！

スーパーなどで200円もあれば買うことができ、家計にやさしいキャベツ。そのうえ、一年中どこでも手に入るので、すぐに食前キャベツをはじめられ、長続きできます。

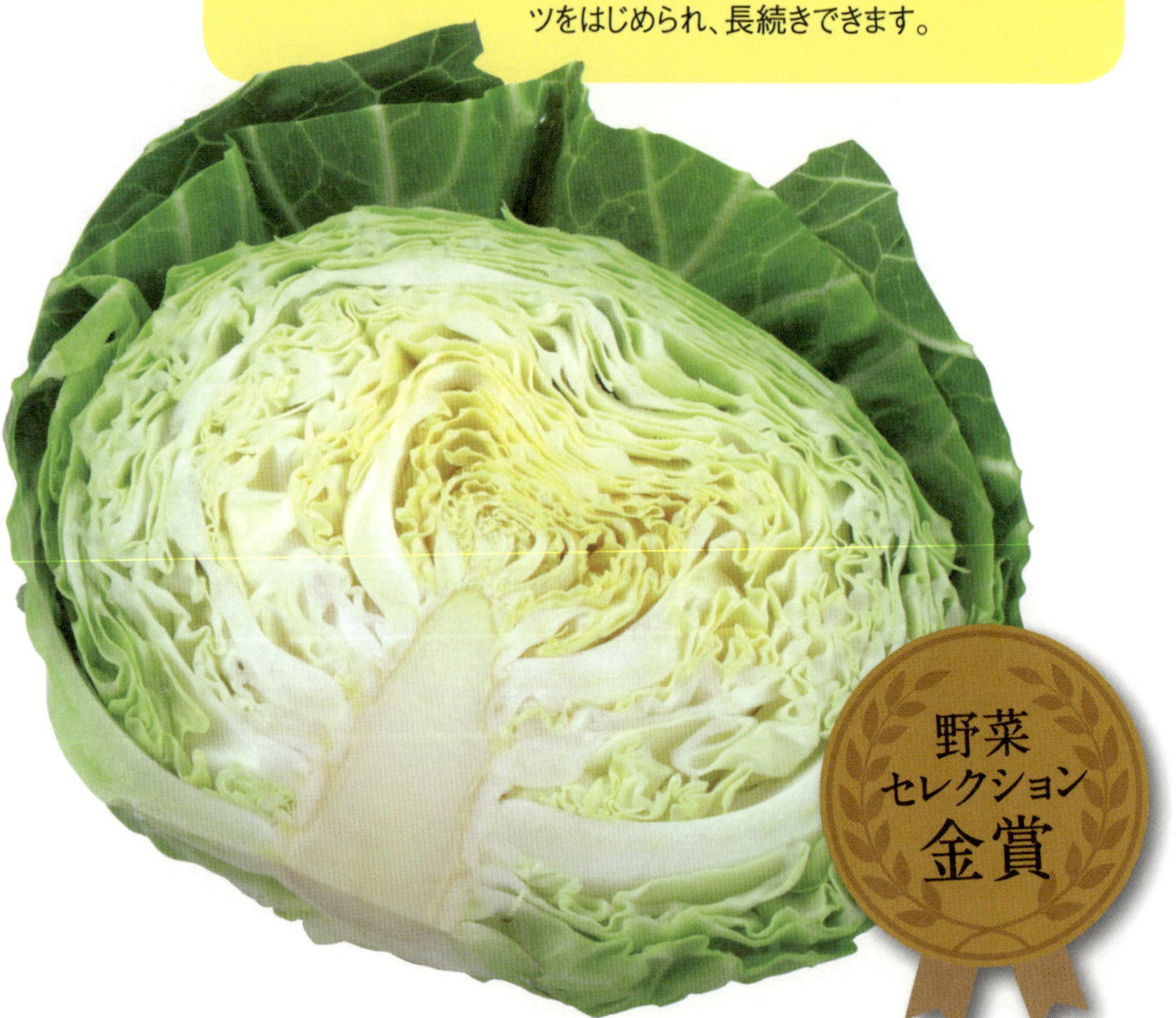

（女性36歳）

ほかにもこんなにいいことがいっぱい！

腹もちがいい

キャベツは不溶性食物繊維が多く、消化されにくいため、胃の滞在時間が長くなります。そのため、満腹感が持続。また、食物繊維が胃腸の粘膜にはりつくので、そのあとに食べるごはんなど、糖質の吸収がゆるやかになり、血糖値の急上昇を防ぎます。

ビタミン効果でやせてもシワにならない

キャベツには、肌をみずみずしく保ったり、疲労回復やかぜ予防に効果のあるビタミンCが豊富。だから減量してもシワシワになることもありません。また、骨の形成に欠かせないビタミンK、葉酸などもたっぷり。心身ともに美しくなりましょう！

カロリーが低い

白米100gのカロリーは168kcal、キャベツ100gでは23kcal。何とキャベツは白米の約7分の1のカロリー！食前にキャベツを食べておけば、おなかもいっぱいになり、白米を食べる量も減るというもの。そのうえ、キャベツにはカルシウム、カリウムなどミネラルも豊富なのでおすすめ。

がんを予防する

キャベツに含まれる、イソチオシアネートにはがんの抑制効果、ペルオキシダーゼには発がん物質を抑制する働きがあります。アメリカの国立がん研究所では、「がん予防に有効な成分を含む食品」リストの上位グループにキャベツをあげています。

物忘れも防ぐ

漢方でキャベツは滋養強壮にいいとされる食品。また、健脳作用があるともいわれ、高齢者の物忘れ防止にも効果的とされています。老化にともなう足腰の衰えや耳鳴りなどにも効果があるとか。糖尿病を改善するとともに、脳の老化防止もできて一石二鳥です。

脂肪肝を予防する

キャベツには、ビタミンUが豊富に含まれています。ビタミンUはキャベツから発見され、別名〝キャベジン〟ともいわれます。胃や十二指腸に対する抗潰瘍作用があるほか、肝臓の働きを活発にして新陳代謝を促し、肝機能をアップ。脂肪肝の予防にもなるすぐれものです。

やせるだけでなく、化粧ののりがよくなり、ダンナに「きれいになったね」っていわれちゃいました。

生のまま10分かけてよくかんで食べる

キャベツはそのまま食べるのがベスト

キャベツは生で、そのまま食べるのがいちばん効果的です。しかし、キャベツに飽きて続かなくなってはもとも子もありません。少しくらいなら味つけしてもOK。でも気をつけてほしいのは、カロリーと塩分。ノンオイル、低カロリードレッシングを、スプレータイプの容器でまんべんなくかければ、少量でもしっかり味がつきます。

ノンオイル調味料をかけてもOK！

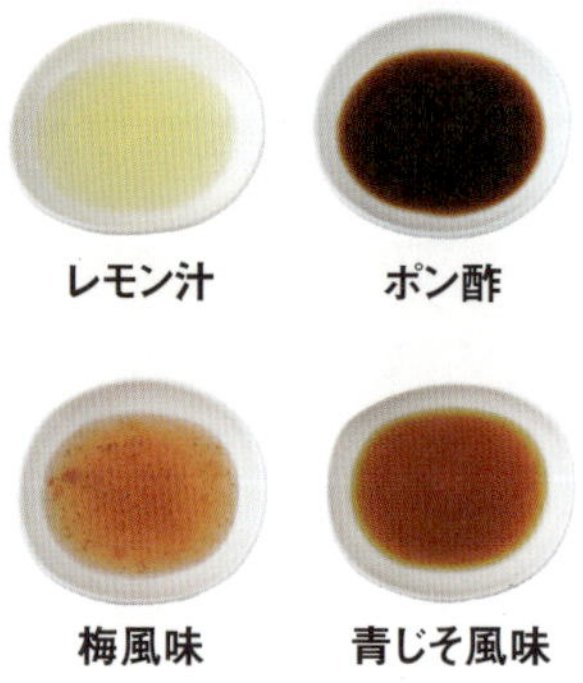

長く食べるとそのままがいちばん！

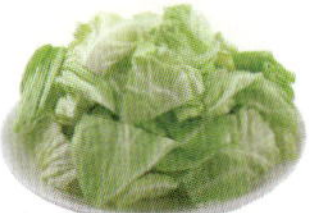

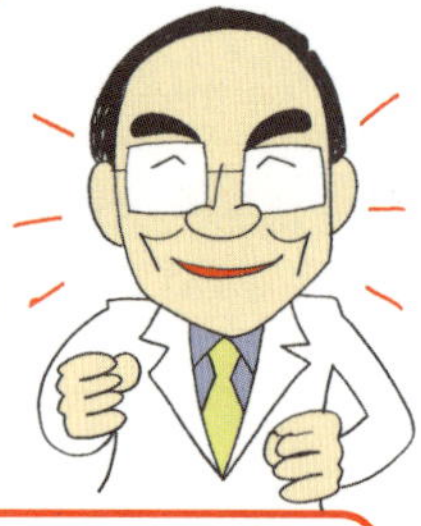

私も患者さんにすすめるわけですから、まずいものはすすめられません。確かに霜降りの肉や甘いお菓子は、キャベツに比べておいしいかもしれません。

でも私が12年も続けて食べられるのですから、キャベツだって捨てたものではありません。そのまま味わうとおいしいですよ。

キャベツを飽きずに食べるにはアレンジもOK

食前キャベツはとにかく続けることが大事。そのまま続けているとどうしても飽きてしまいます。そうなったら、やめるのではなく、味を変えて楽しみながら続けましょう。

つけて食べる かんたんディップ

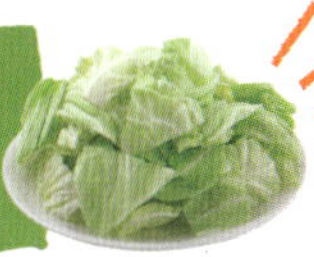

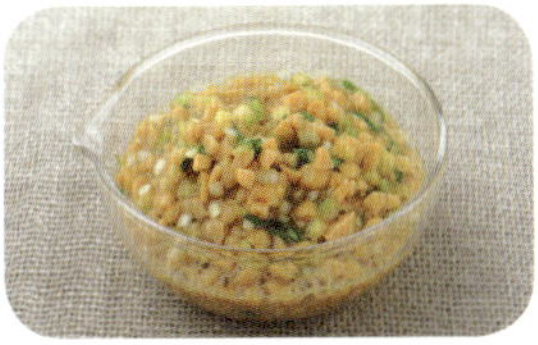

セロリ納豆

材料 1人分

ひきわり納豆……………30g
長ねぎ(みじん切り)…大さじ1/2
セロリ(みじん切り)……大さじ1
A しょうゆ・からし…….各少々

つくり方

1 納豆、長ねぎ、セロリをよく混ぜる。
2 1にAを入れ混ぜる。

ポイント
しょうゆを入れなければ塩分カットできます。

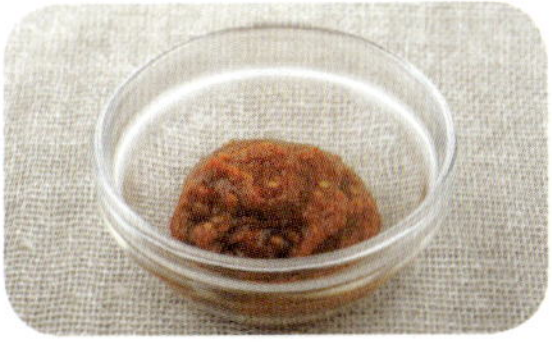

コチュジャンみそ

材料 1人分

コチュジャン…大さじ1/2
みそ…………大さじ1/2
酢……………小さじ1
白すりごま……大さじ1/2

つくり方

すべての材料を合わせ、よく混ぜる。

ポイント
塩分カットには減塩みそを使い、油分カットにはすりごまを少なめに。

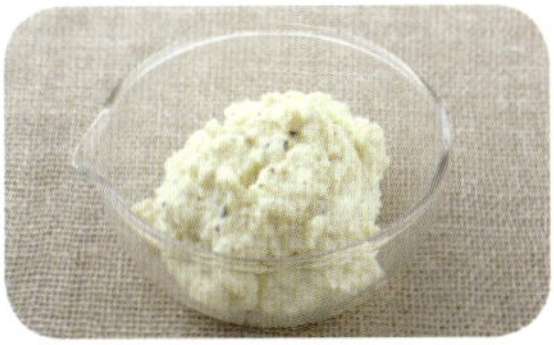

にんにく豆腐

材料 1人分

豆腐………………60g
A おろしにんにく・
塩・こしょう……各少々
オリーブ油…小さじ1/2

つくり方

1 豆腐を水切りしておく。
2 1にAを合わせる。

ポイント
にんにくには、血圧やコレステロール値を下げる働きがあります。

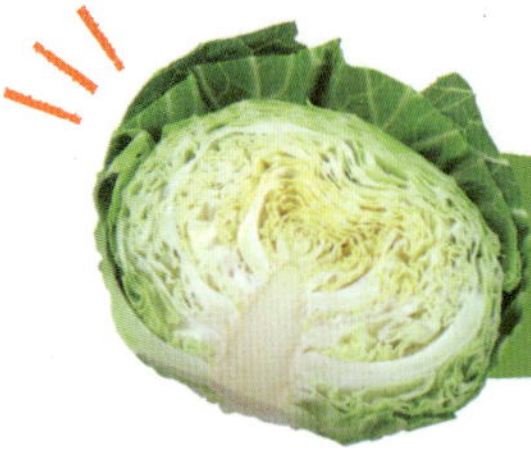

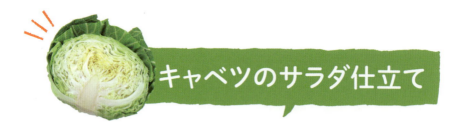

キャベツのサラダ仕立て

トマト&ピーマン

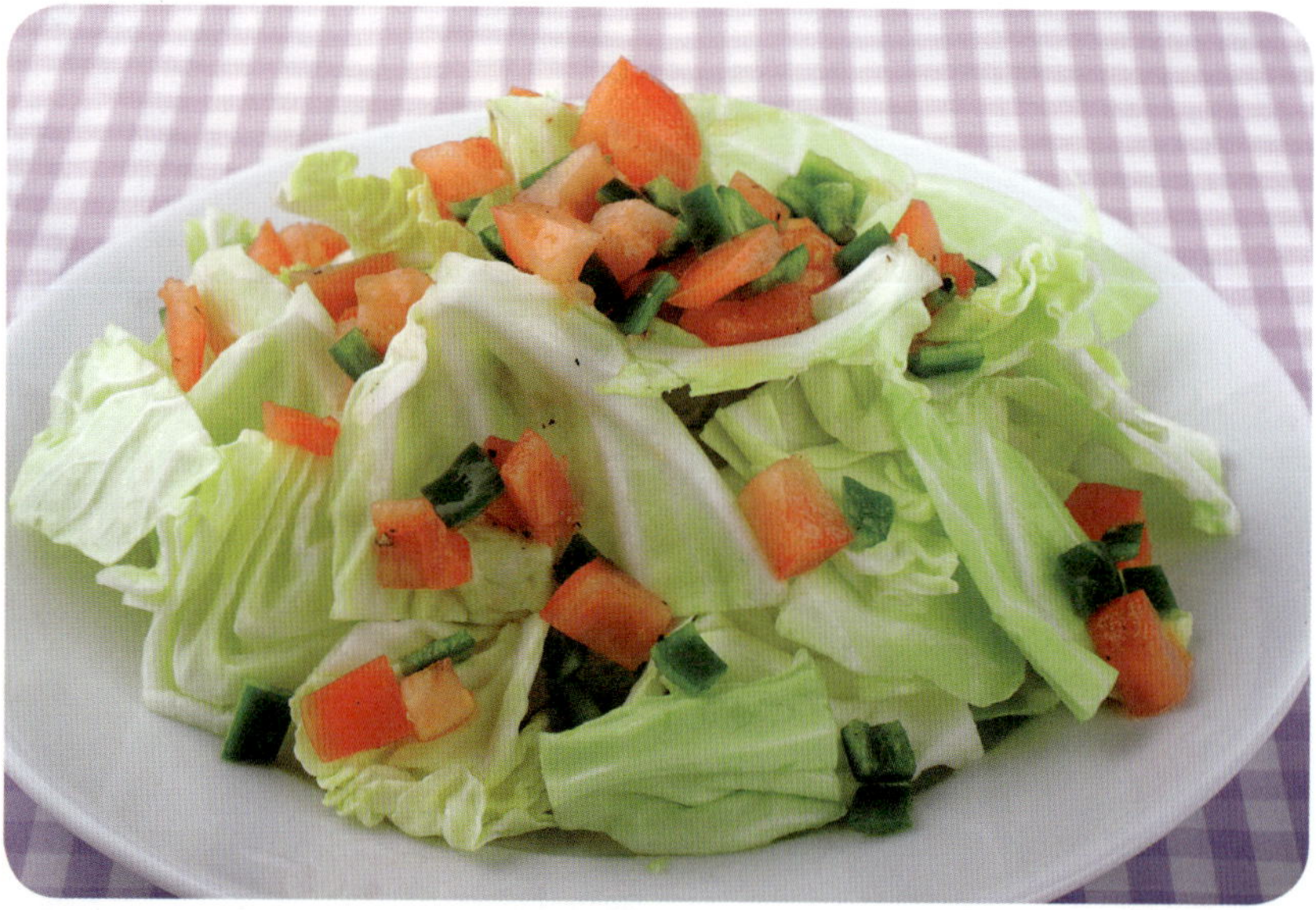

材料 1人分

キャベツ………200g
トマト…………1/2個
ピーマン ……1/2個
A 酢……大さじ1/2
塩・こしょう・
タバスコ…各少々

つくり方

1 キャベツは芯をとらずに5cm角に、トマトは2cm角に、ピーマンは1cm角にそれぞれ切る。
2 トマトとピーマンをAと和えておく。
3 1のキャベツを器に盛り、2をまわしかければでき上がり。

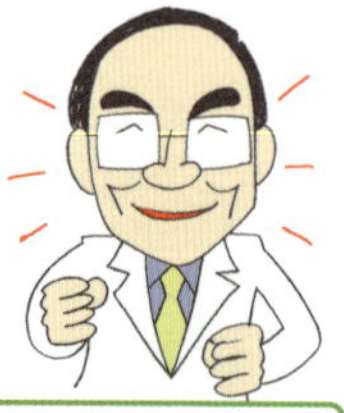

ポイント

トマトもピーマンも積極的に食べたい食材なので、好みで量を増やしてもOK。塩分をカットするには、こしょうとタバスコで味をととのえて。

ています。（男性58歳）

わかめで韓国風

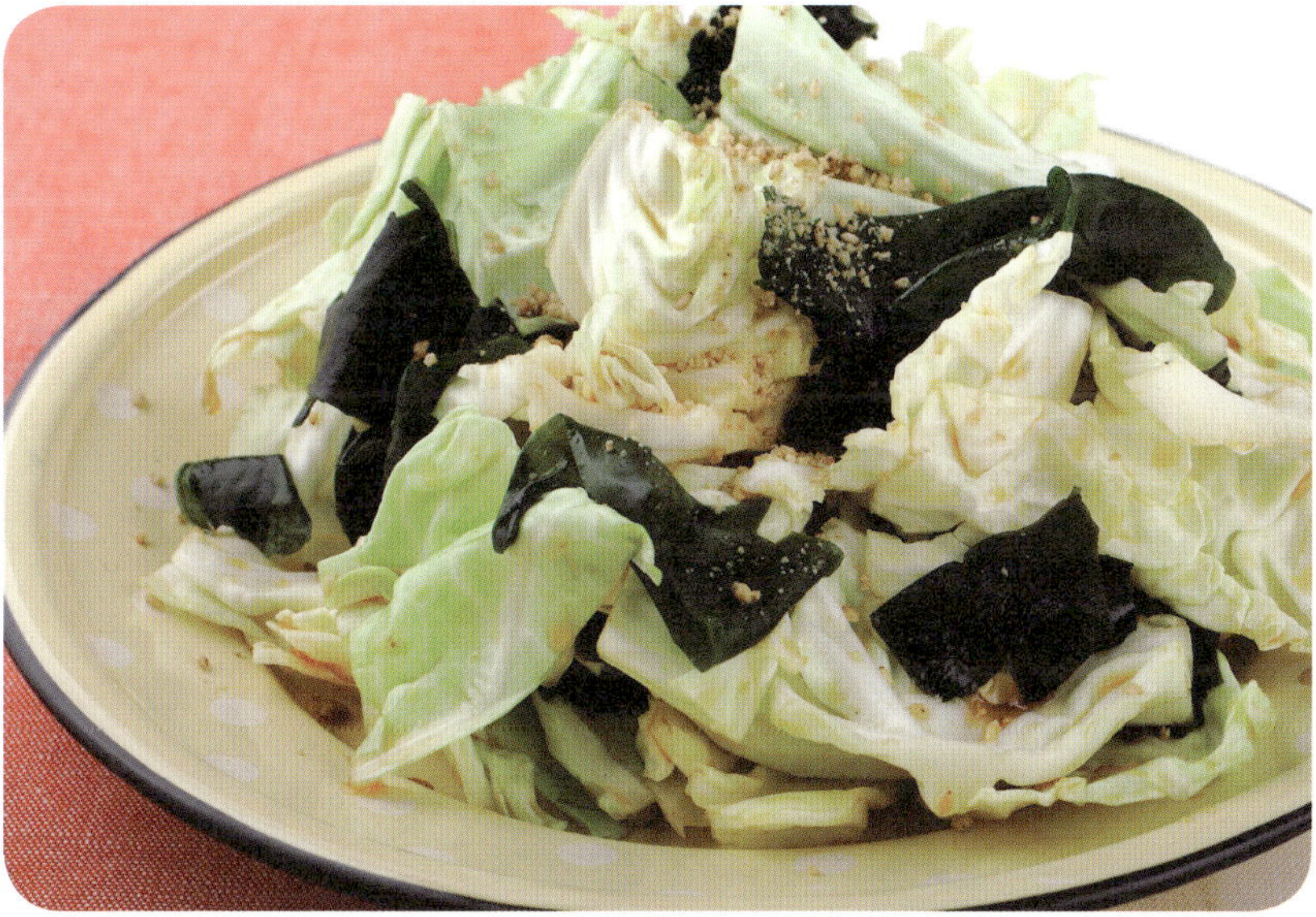

材料　1人分

キャベツ……………200g
乾燥わかめ……………3g
白すりごま……… 大さじ1/2
A｜焼き肉のたれ… 大さじ1/2
　｜しょうゆ……… 小さじ1
　｜酢…………… 小さじ1

つくり方

1 キャベツは芯をとらずに5cm角に切り、乾燥わかめは水でもどしておく。
2 ボウルにAを混ぜ、キャベツ、水を切ったわかめを入れて和える。
3 器に2を盛り、すりごまをふる。

ポイント

減塩する場合は、減塩しょうゆを。市販の焼き肉のたれは成分を比較し、塩分の少ないものを選ぶといいでしょう。

歯が悪いのでキャベツはせん切りにしていますが、それでもかみごたえがあり、体重も順調に減っ

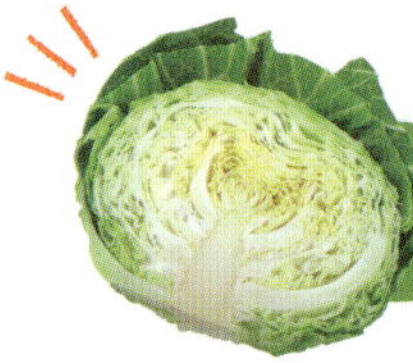

キャベツのサラダ仕立て

ピリ辛おかか

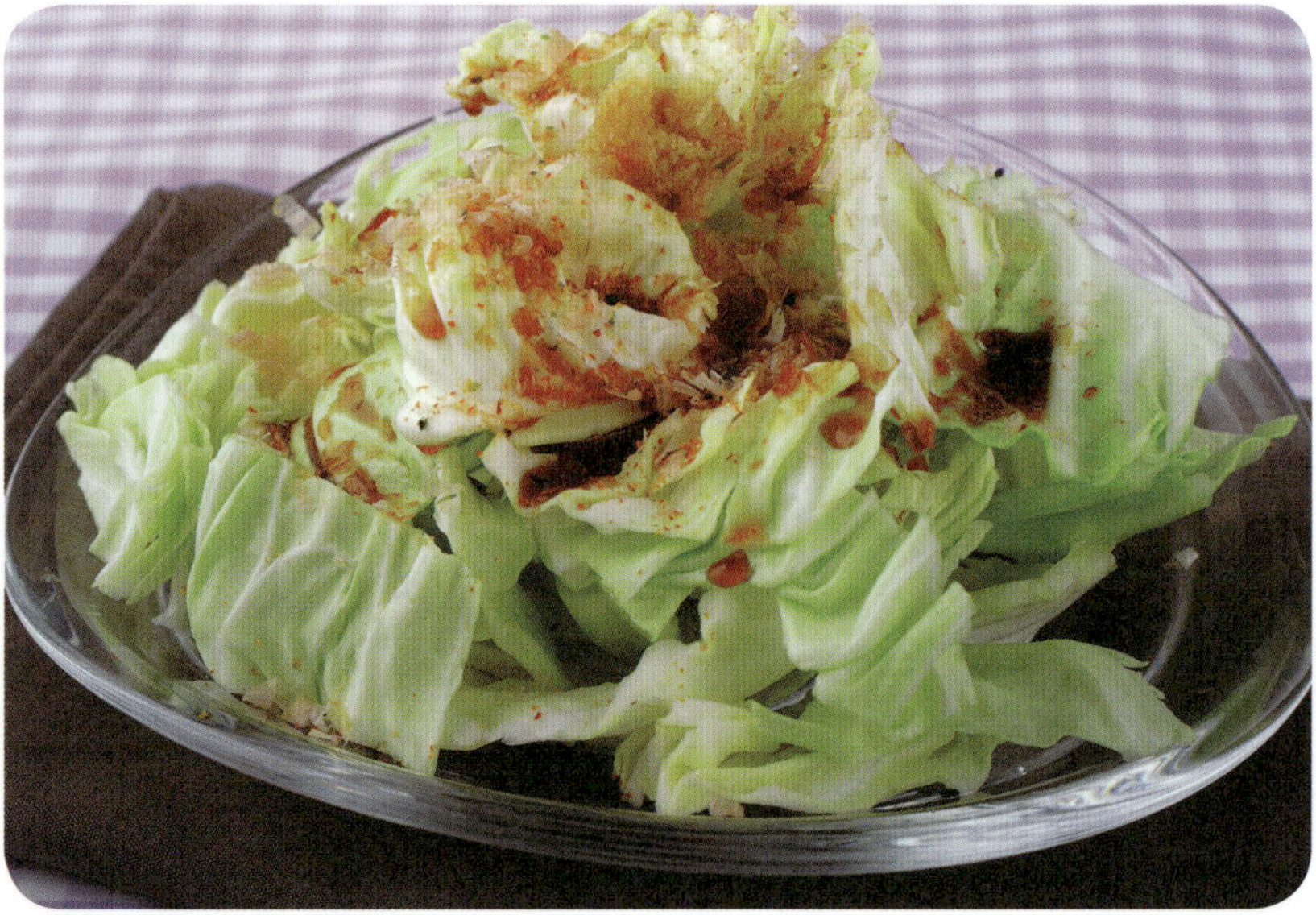

材料 1人分

キャベツ……………200g
削り節…………… 大さじ1
A しょうゆ……… 大さじ1/2
　おろししょうが・
　七味唐がらし… 各少々

つくり方

1 キャベツは芯をとらずに5cm角に切り、器に盛る。
2 混ぜたA、削り節を1にかける。
3 よく混ぜていただく。

ポイント

削り節には、イノシン酸という旨味成分が含まれています。少しの塩分でも十分おいしくいただけます。加えて、脂質や炭水化物の代謝に欠かせないナイアシンが含まれているため、メインディッシュの肉や魚を食べる前にとっておくと、なおいいでしょう。

ました！（女性56歳）

ツナマスタード

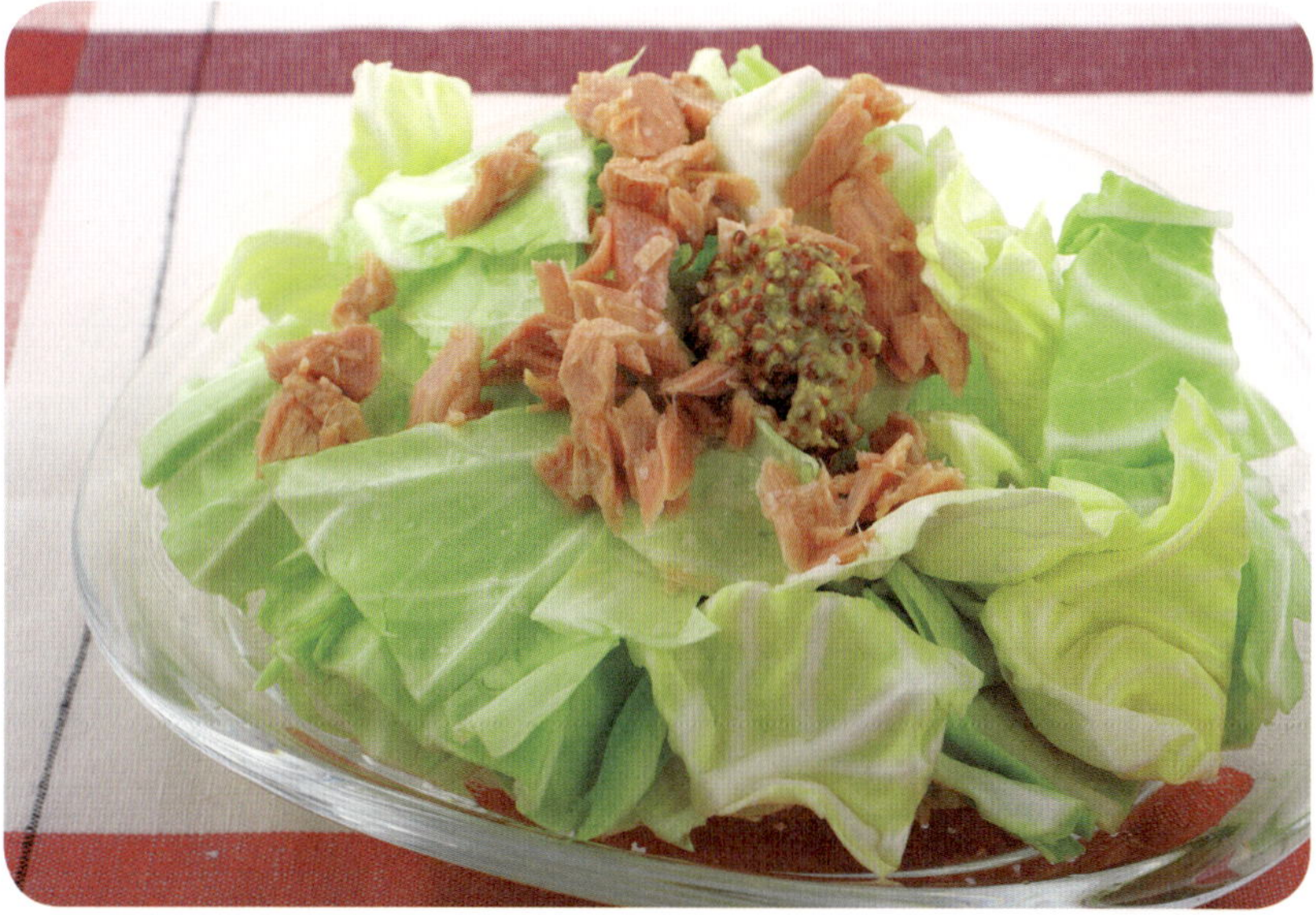

材料 1人分

キャベツ………200g
ノンオイルツナ….40g
レモン汁…..約1個分
塩……………少々
粒マスタード…小さじ1

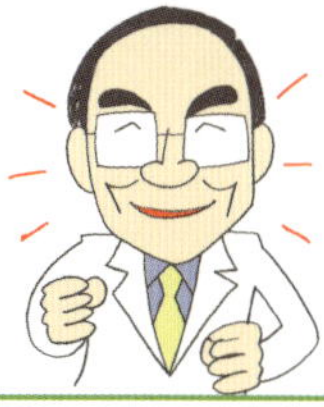

ポイント

レモンには、抗酸化作用のあるビタミンCをはじめ、血管を丈夫にして高血圧を予防するルチンやカリウムが豊富に含まれています。たっぷりかけて香りとともに楽しんで。

つくり方

1 キャベツは芯をとらずに5cm角に切り、器に盛る。
2 塩をレモン汁で溶かしておく。
3 1にツナと粒マスタードをのせ、2をまわしかける。キャベツとよく混ぜていただく。

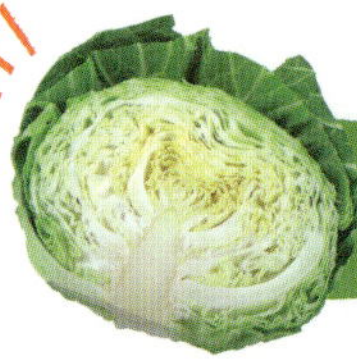

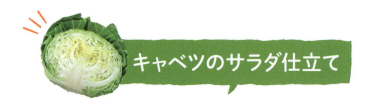

キャベツのサラダ仕立て

温泉卵&のり

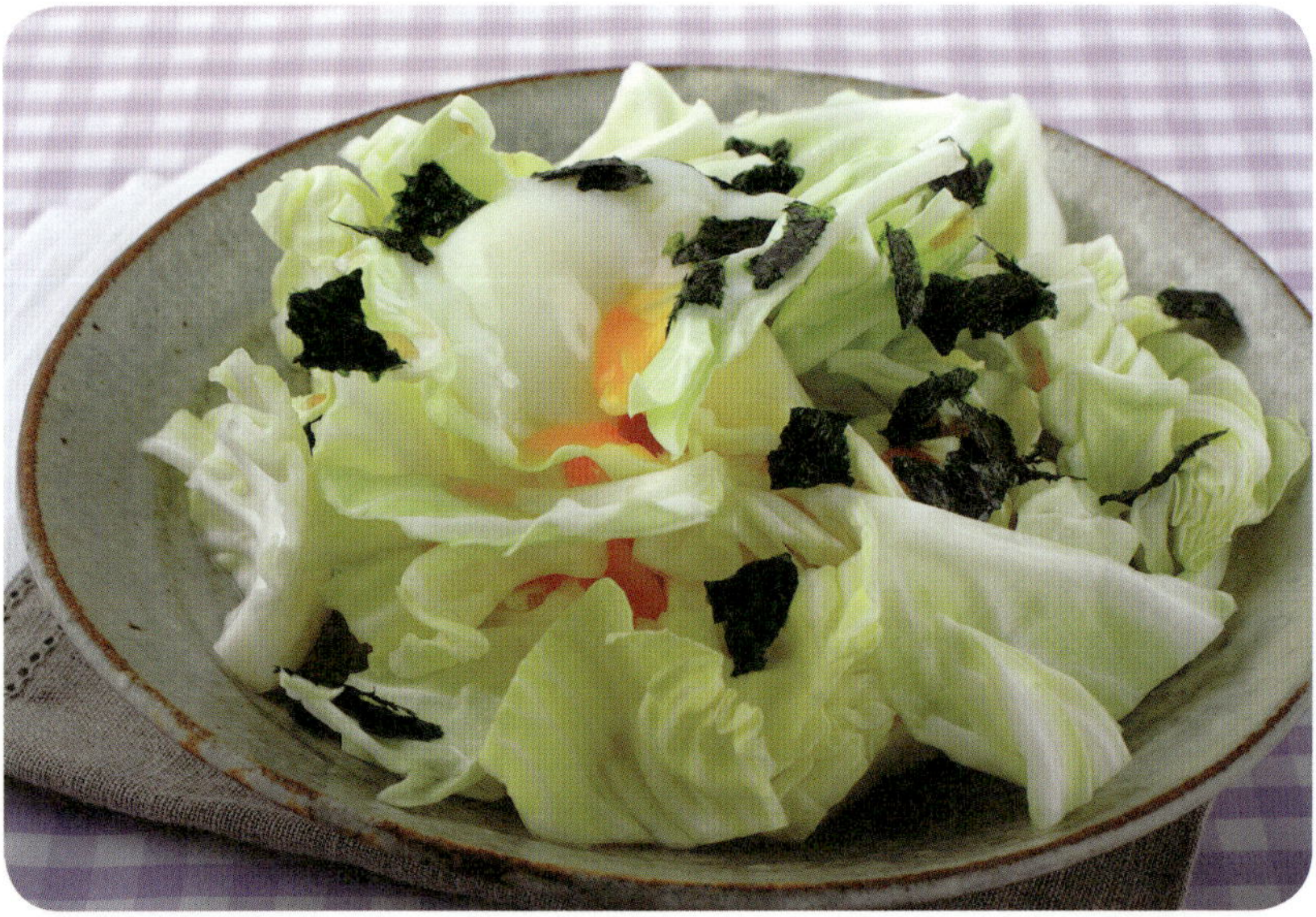

材料　1人分

キャベツ……200g
市販の温泉卵…1個
焼きのり………適量

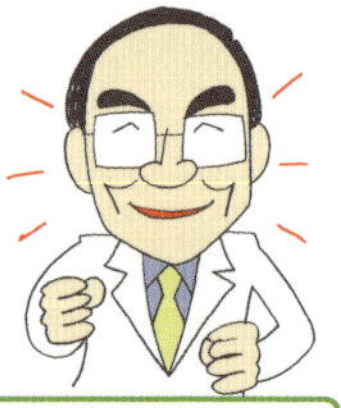

ポイント

のりは、カルシウム、マグネシウム、鉄、亜鉛など、ミネラル成分を豊富に含んでいます。味つけのりでなければ塩分も少ないので、たっぷりかけて風味を楽しんで。

つくり方

1 キャベツは芯をとらずに5cm角に切り、器に盛る。
2 温泉卵をキャベツの上にのせ、温泉卵についているだししょうゆをかける。
3 焼きのりをちぎって散らし、全体を混ぜ合わせる。

りました。（男性60歳）

コールスロー

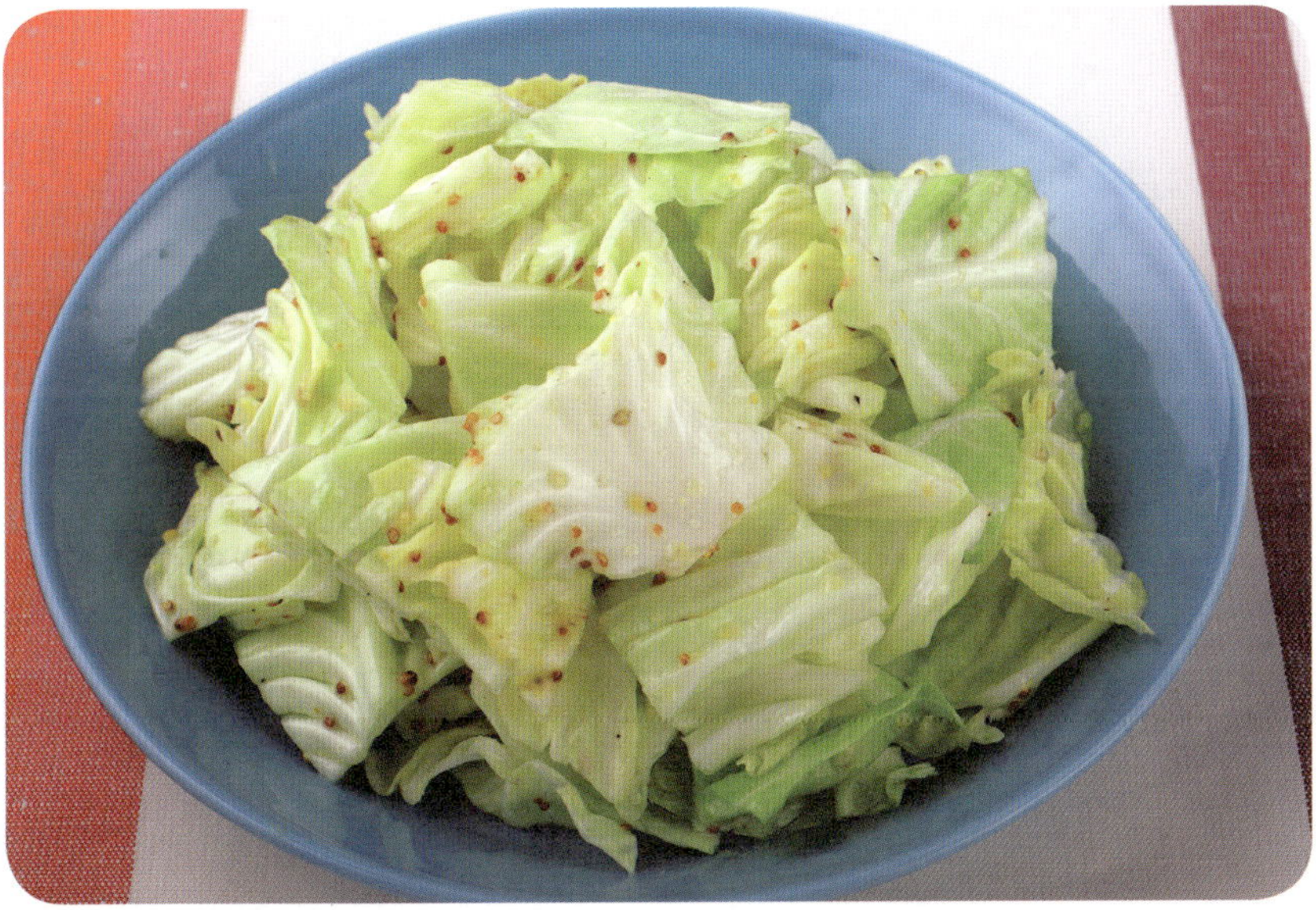

材料 1人分

キャベツ…………200g
A 粒マスタード…大さじ1/2
オリーブ油……大さじ1/2
酢……………大さじ1/2
塩・こしょう……各少々

つくり方

1 キャベツは芯をとらずに5cm角に切る。
2 Aをボウルでよく混ぜ合わせ、そこに1を入れ、混ぜて、器に盛る。

ポイント

酢の酢酸は、脂質や糖の代謝を高め、血圧やコレステロール値を下げるとともに、料理の味を引き立たせる効果も。オリーブ油のオレイン酸は悪玉コレステロールを減らす効果がありますが、カロリーオーバーに注意が必要。

以前は不整脈があったのですが、食前キャベツをやってしばらく経つと、不整脈もぱったり出なくな

レン・チンキャベツ

「生のキャベツはかめない」という人にはレンジでチンするのがおすすめ。200gで約2分が目安です。

＊ 500Wの場合の時間です。600Wの場合は1分→50秒、2分→1分40秒を目安にしてください。

貝割れポン酢

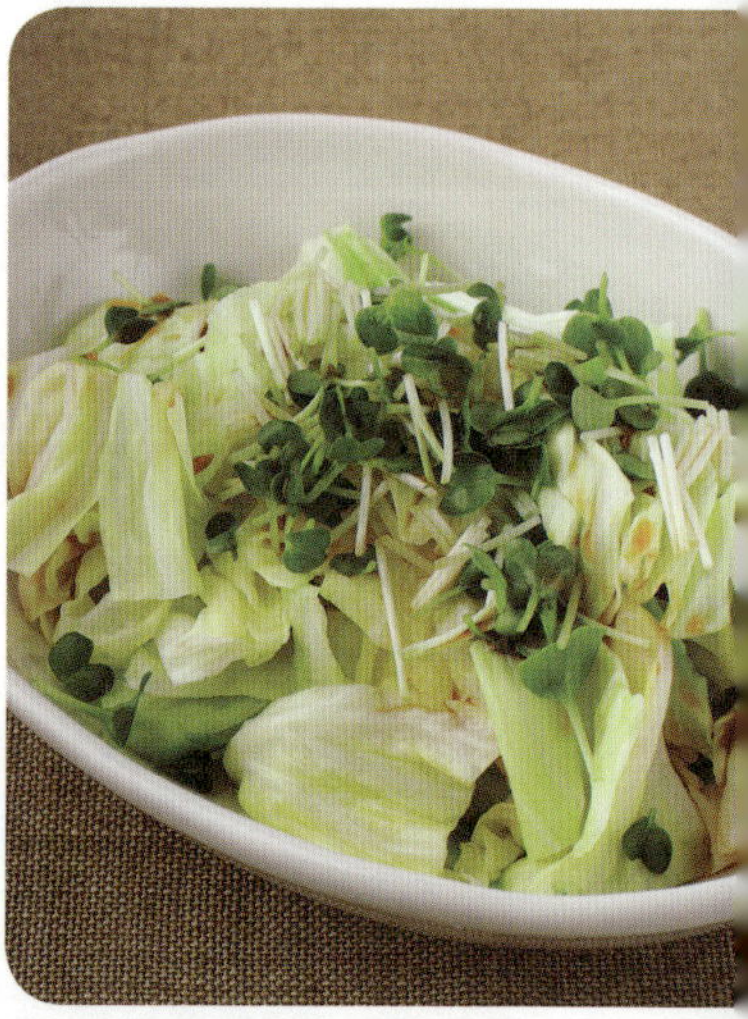

材料 1人分

キャベツ…………200g
貝割れ大根
……1/6パック（ひとにぎり）
ポン酢…………大さじ1

つくり方

1 キャベツは芯をとらずに5cm角に切り、貝割れ大根は2cmの長さに切っておく。
2 耐熱皿にキャベツを均等にのせ、ラップをかけて電子レンジに1分かけ、一度取り出しキャベツの上下を返してさらに1分。
3 2を器に盛り、貝割れ大根を散らし、ポン酢をかける。

ポイント

貝割れ大根には、カリウムやマグネシウム、亜鉛など、ミネラル成分がたっぷり。カルシウムとマグネシウムは、動脈硬化の予防にペアで働く成分です。

からしじょうゆ

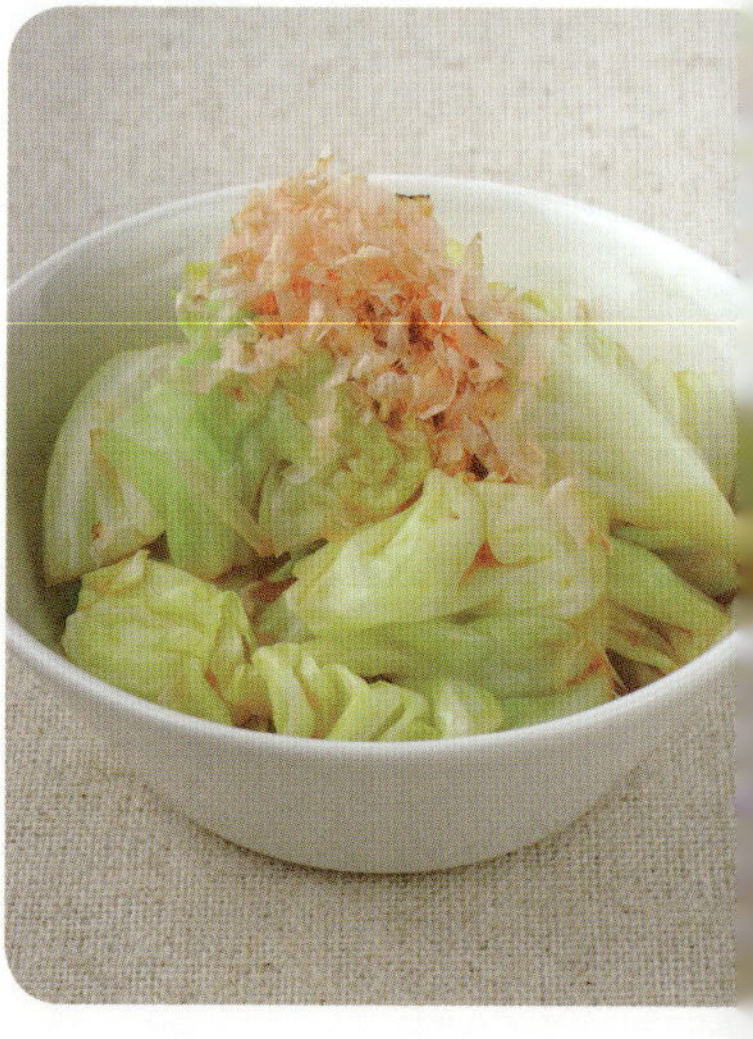

材料 1人分

キャベツ…………200g
削り節…………大さじ1
A しょうゆ…大さじ1/2
　からし….小さじ1/2

つくり方

1 キャベツは芯をとらずに5cm角に切る。
2 耐熱皿にキャベツを均等にのせ、ラップをかけて電子レンジに1分かけ、一度取り出しキャベツの上下を返してさらに1分。
3 ボウルにAを入れてよく混ぜ、2を加える。
4 3を器に盛り、削り節をふりかける。

ポイント

少量でもアクセントになるからし。からしやわさび、こしょうなどのスパイスを使えば、塩分少なめでもキャベツの味がバラエティ豊かになります。

か月で3kgやせました。（女性57歳）

キャベツをほかの野菜にチェンジ

きゅうりの梅肉和え

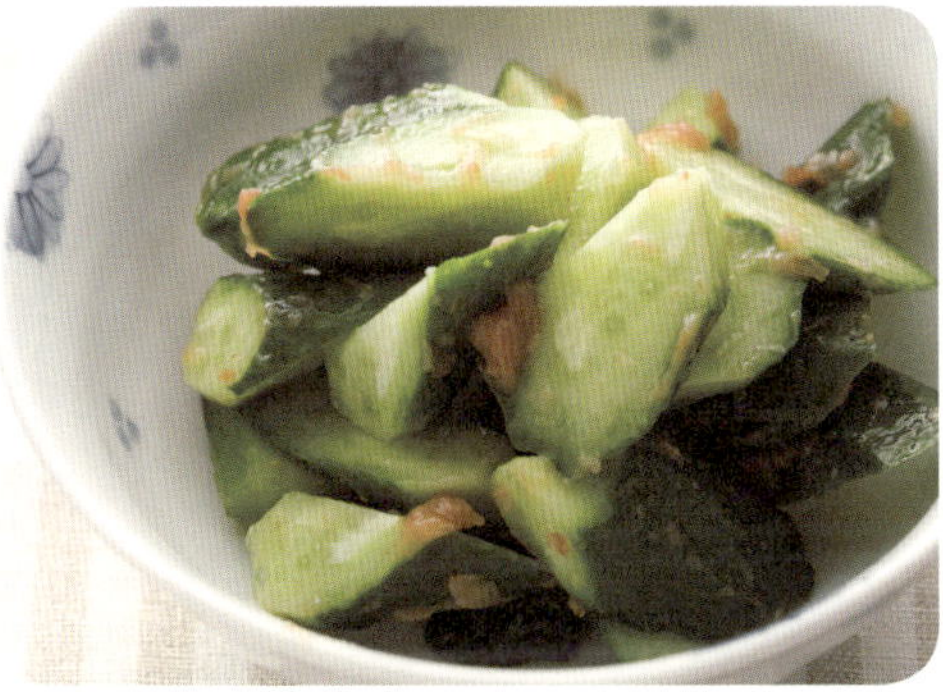

材料　1人分

きゅうり‥‥2本
梅肉‥‥小さじ2

つくり方

1 きゅうりを乱切りにする。梅干しの種をとり、梅肉小さじ2をはかっておく。
2 1のきゅうりと梅肉をよく和える。

ポイント

梅干しは塩分の多い食品ですが、カリウムを多く含むきゅうりと組み合わせれば、体の外に排出してくれます。それでも気になる場合は低塩の梅干しがおすすめ。

トマトと三つ葉のサラダ

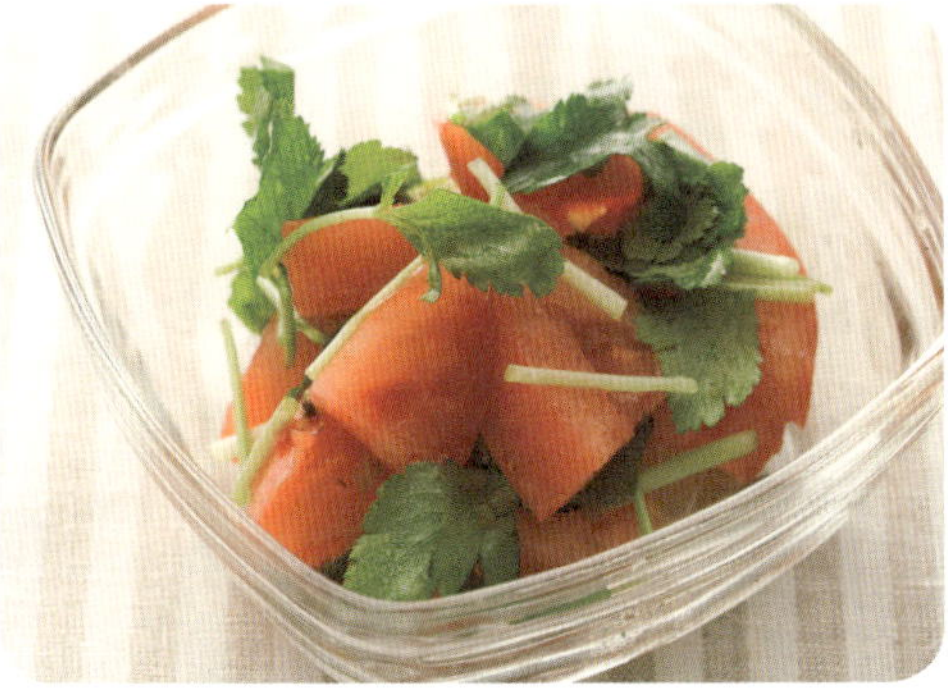

材料　1人分

トマト‥‥‥‥‥‥‥‥‥中1個
糸三つ葉‥‥‥‥‥‥‥1/2束
ノンオイル和風ドレッシング
‥‥‥‥‥‥‥‥‥‥‥大さじ1

つくり方

1 トマトは縦に4等分したあと、横にして1㎝の厚さに切る。糸三つ葉は2㎝長さに切る。
2 1をボウルに入れ、和風ドレッシングとよく和える。
3 器に盛ってでき上がり。

ポイント

トマトに含まれるリコピンは、抗酸化作用がβ-カロテンの2倍以上、ビタミンEの100倍以上です。悪玉コレステロールの酸化を抑え、動脈硬化予防に最適。三つ葉は不足しやすいカルシウムや鉄が豊富です。

夫は歯が悪いので、キャベツを軽くチンして食べていましたが、それでもかみごたえはあるらしく、4

食前キャベツの効果をアップさせる〝温野菜〟

野菜なら組み合わせは
好みでOK
味つけには注意を！

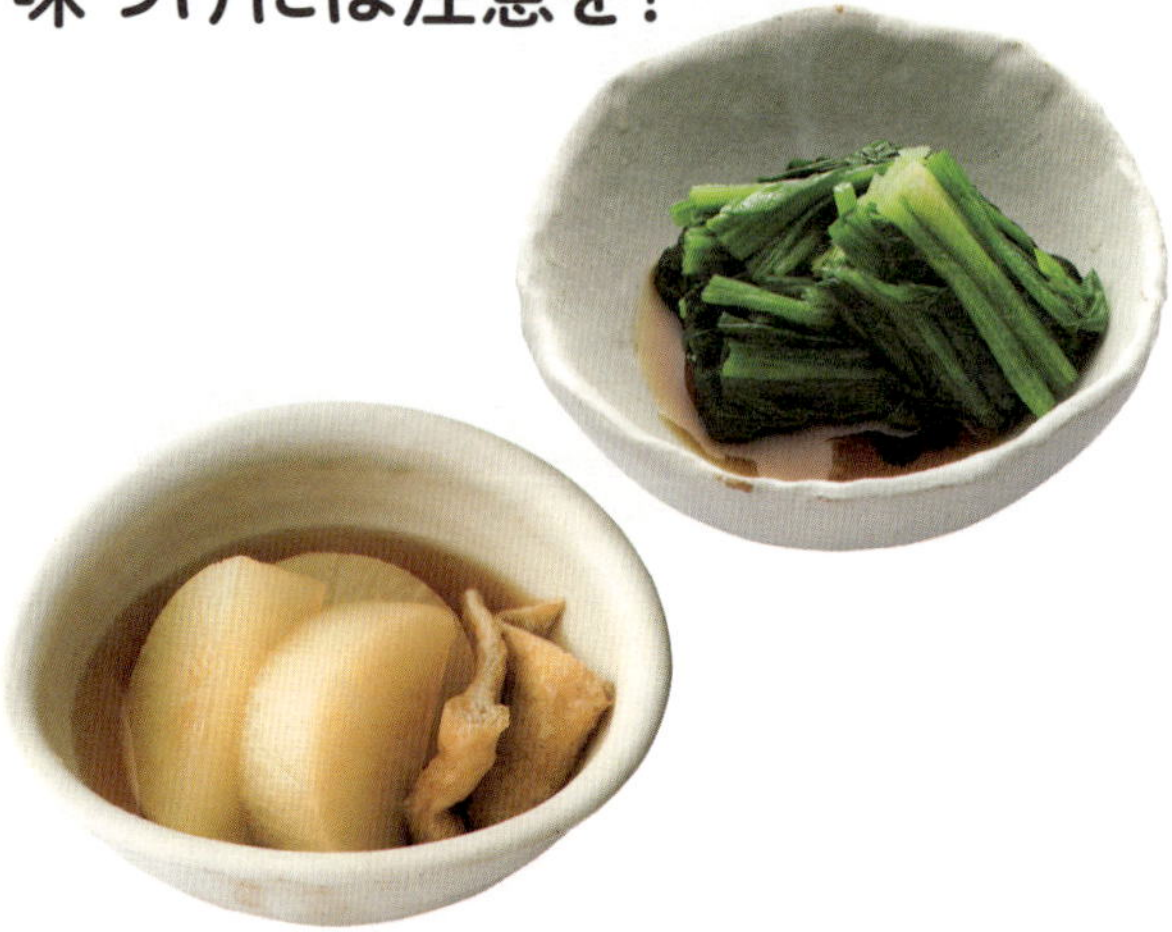

量は気にせず
空腹が落ちつくまで食べてOK

食前キャベツを食べても、まだおなかがすいているときや、キャベツが食べられないときは、加熱した野菜を。

肉や魚、ごはんなどを食べる前に、空腹が落ちつくまで食べます。温野菜ならいくら食べても大丈夫です。

ただ、ここで注意したいのは味つけ。できるだけ味は薄くして、塩分をとり過ぎないように注意します。

塩分のとり過ぎを防ぐには、だしを使うこと。塩分少なめでもだしの旨味で十分満足なおいし

した。（68歳女性）

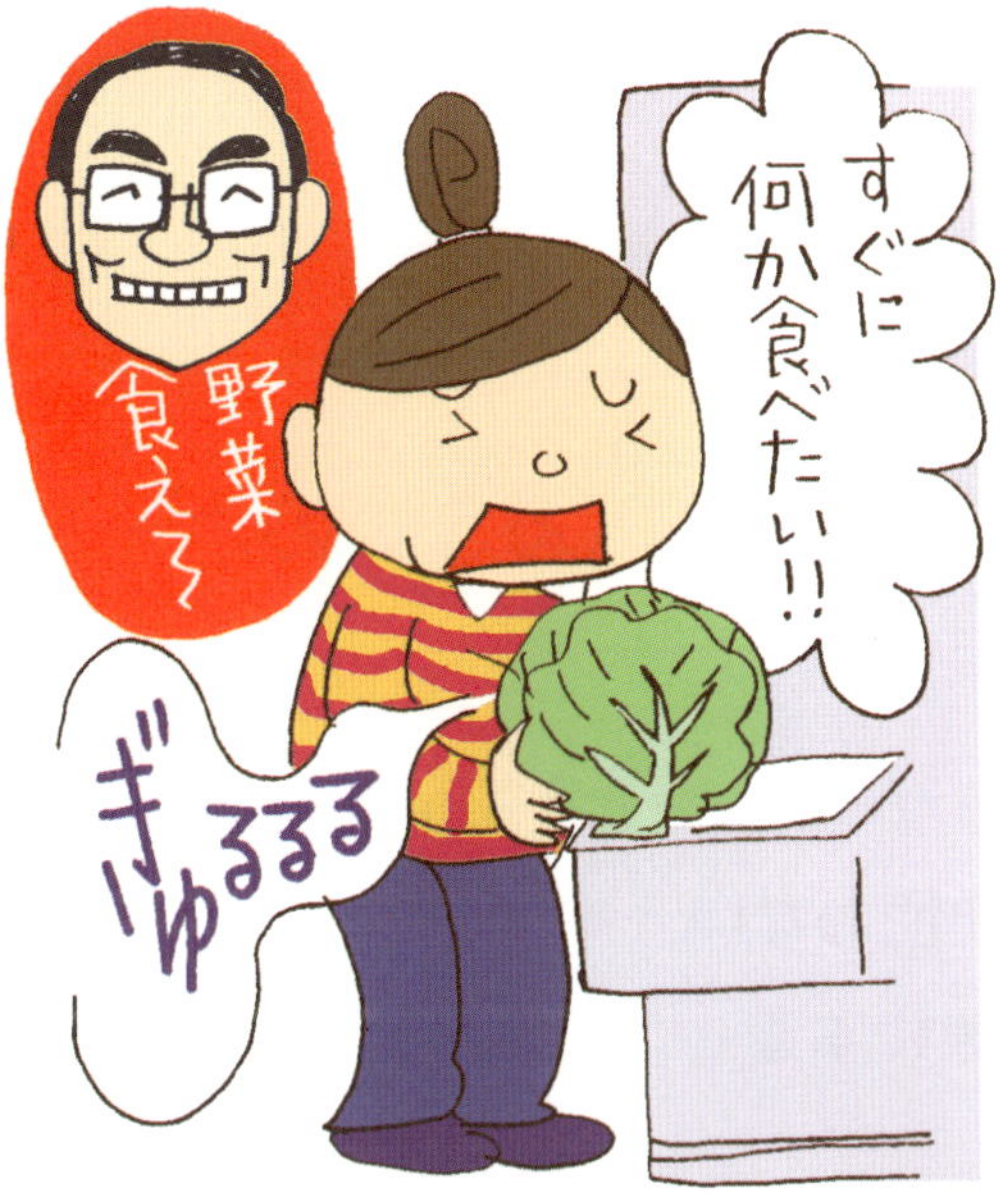

さになります。ただ、市販の顆粒だしには塩分が含まれているので、要注意。

葉もの野菜なら小松菜やほうれんそう、チンゲン菜など、根菜なら大根やかぶ、ごぼう、にんじんなどがおすすめです。油揚げやちりめんじゃこなどを少し入れるだけで味に旨味が増しておいしさもアップします。

おやつの代わりに温野菜で血糖値の上昇を防ぐ

小腹がすいたとき、ついつい甘い物に手が伸びてしまいがちですが、そんなときこそ、温野菜を！血糖値の急上昇もカロリーの心配もなく、いくらでも食べることができます。おやつの代わりに、ぜひおすすめしたい食品です。

また、食前キャベツを10分食べたあとで、まだ空腹を感じるようなら、温野菜を食べてください。温野菜を食べることで、たんぱく質や炭水化物の食べ過ぎを防げます。

ひざに水がたまり、痛くて歩けませんでしたが、食前キャベツのおかげでやせて、痛みがなくなりま

いつでも食べ放題！
温野菜のレシピ

温野菜をつくる3つのポイント

- いも・かぼちゃ・とうもろこしは使わない
- 油を使わない
- 薄味にする

小松菜のしょうが煮

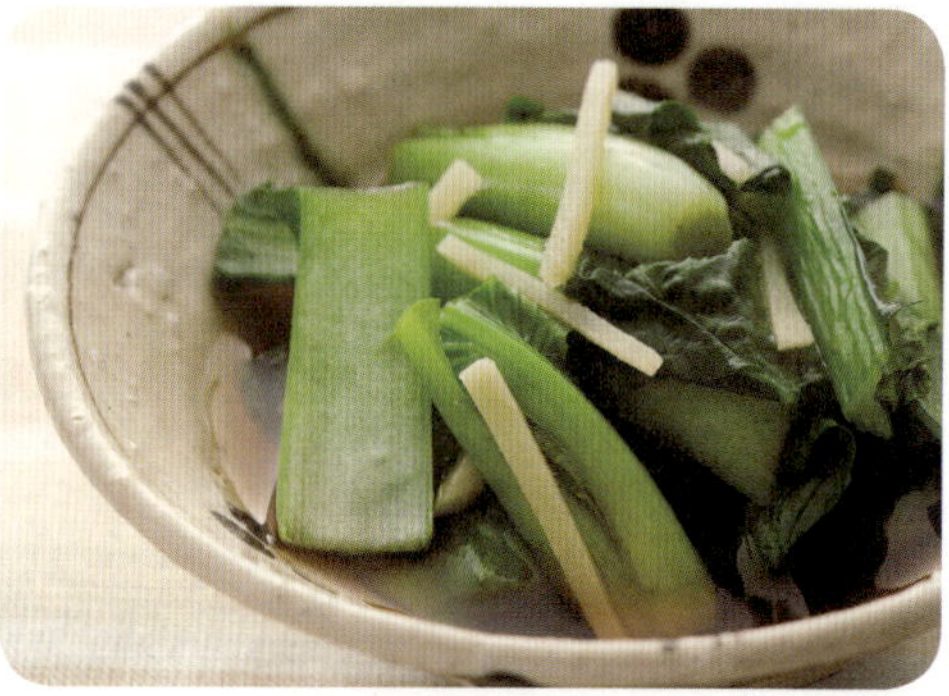

材料 1人分

小松菜……………1/2束
しょうが………………1片
水………………1カップ
めんつゆ(3倍濃縮)…大さじ2

つくり方

1 小松菜は5cm長さに、しょうがは細切りにする。
2 鍋に、水、めんつゆを入れて火にかけ、煮立ったら、しょうがと小松菜の茎の部分を入れる。
3 再び煮立ったら、小松菜の葉の部分を入れ、さっと煮る。
4 器に小松菜としょうがを盛り、汁を少しまわしかける。

ポイント

しょうがには体を芯から温める働きのほか、体脂肪を分解して筋肉で消費する働きもあります。ぜひ、β-カロテン豊富な小松菜といっしょに食べてください。

た。(男性44歳)

にらともやしの キムチ煮

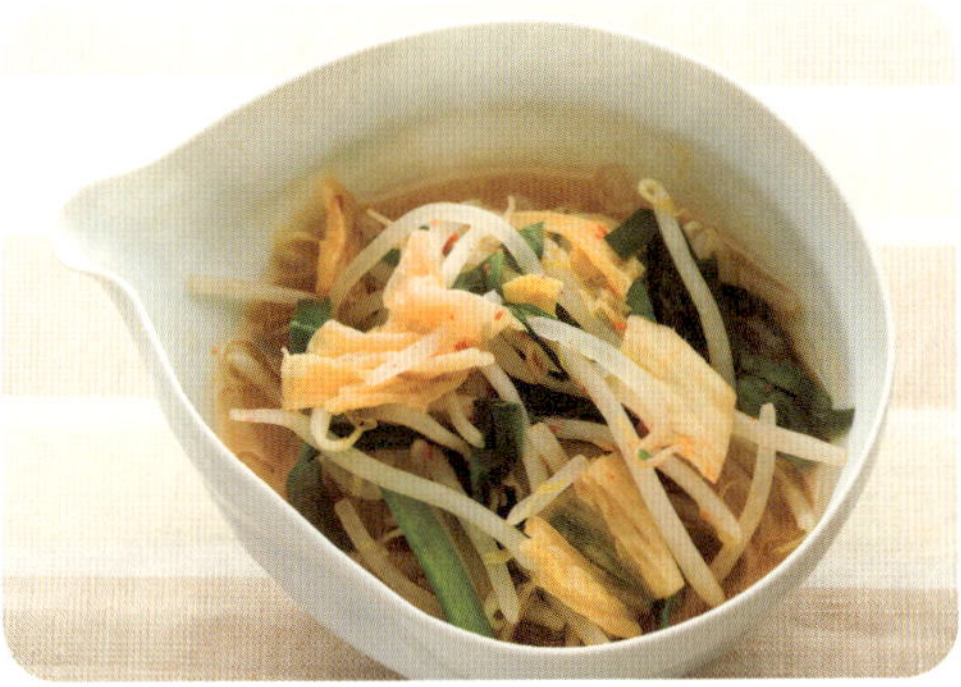

材料　1人分

にら……………………1/2束
もやし…………………1袋
白菜キムチ……………50g
水………………………1カップ
鶏ガラスープのもと…小さじ1
しょうゆ………………少々

つくり方

1 にらは5cm長さに、白菜キムチは食べやすい大きさに切る。
2 鍋に水、鶏ガラスープのもと、にら、もやしを入れ、ひと煮立ちさせたら、キムチを入れ、しょうゆで味をととのえる。

ポイント

にらの匂いのもと、硫化アリルはビタミンB_1の吸収をよくし、エネルギーの代謝を促進します。このほか、カロテンやカルシウム、カリウムなども豊富。キムチとの相性もバッチリ。しょうゆを控えればたっぷり食べられます。

かぶの コンソメ煮

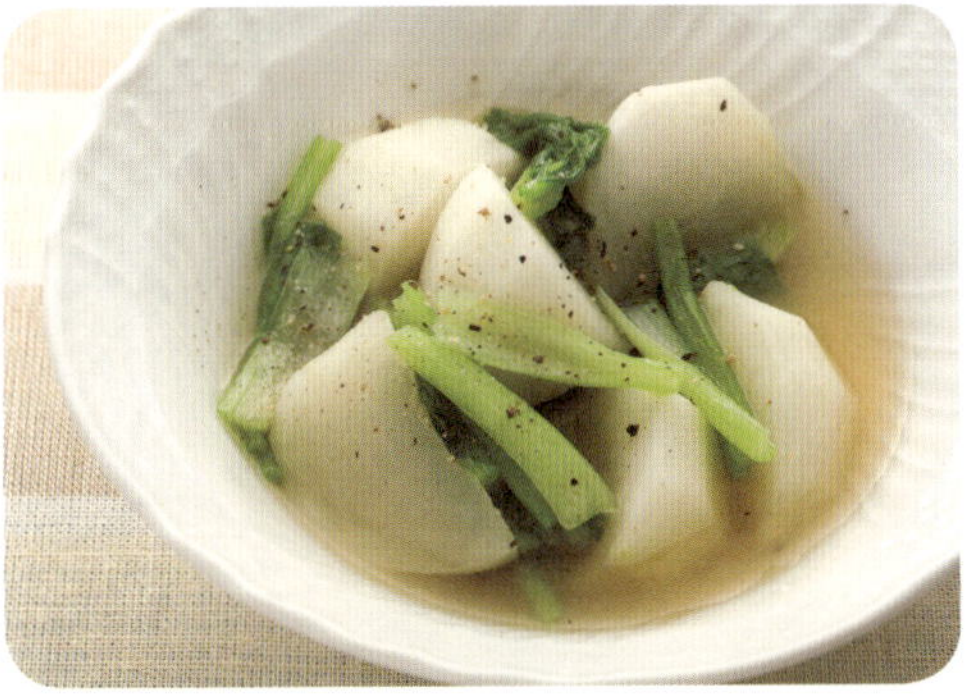

材料　1人分

かぶ……………………2個
水………………………1カップ
固形スープのもと…1個
粗《あら》挽《び》き黒こしょう…少々

つくり方

1 かぶの葉は5cm長さに、かぶは6等分のくし形に切る。
2 水にスープのもとを入れて火にかけ、煮立ったらかぶを入れ、やわらかくなるまで煮る。
3 かぶがやわらかくなったら、葉を入れ、さっと煮る。
4 器に盛り、粗挽き黒こしょうを好みでふる。

ポイント

固形スープのもとには、塩分控えめのものもあるので、それを使うといいでしょう。味に物足りなさを感じたら、黒こしょうを少し増やせばパンチの効いた味になります。

白菜のトマト煮

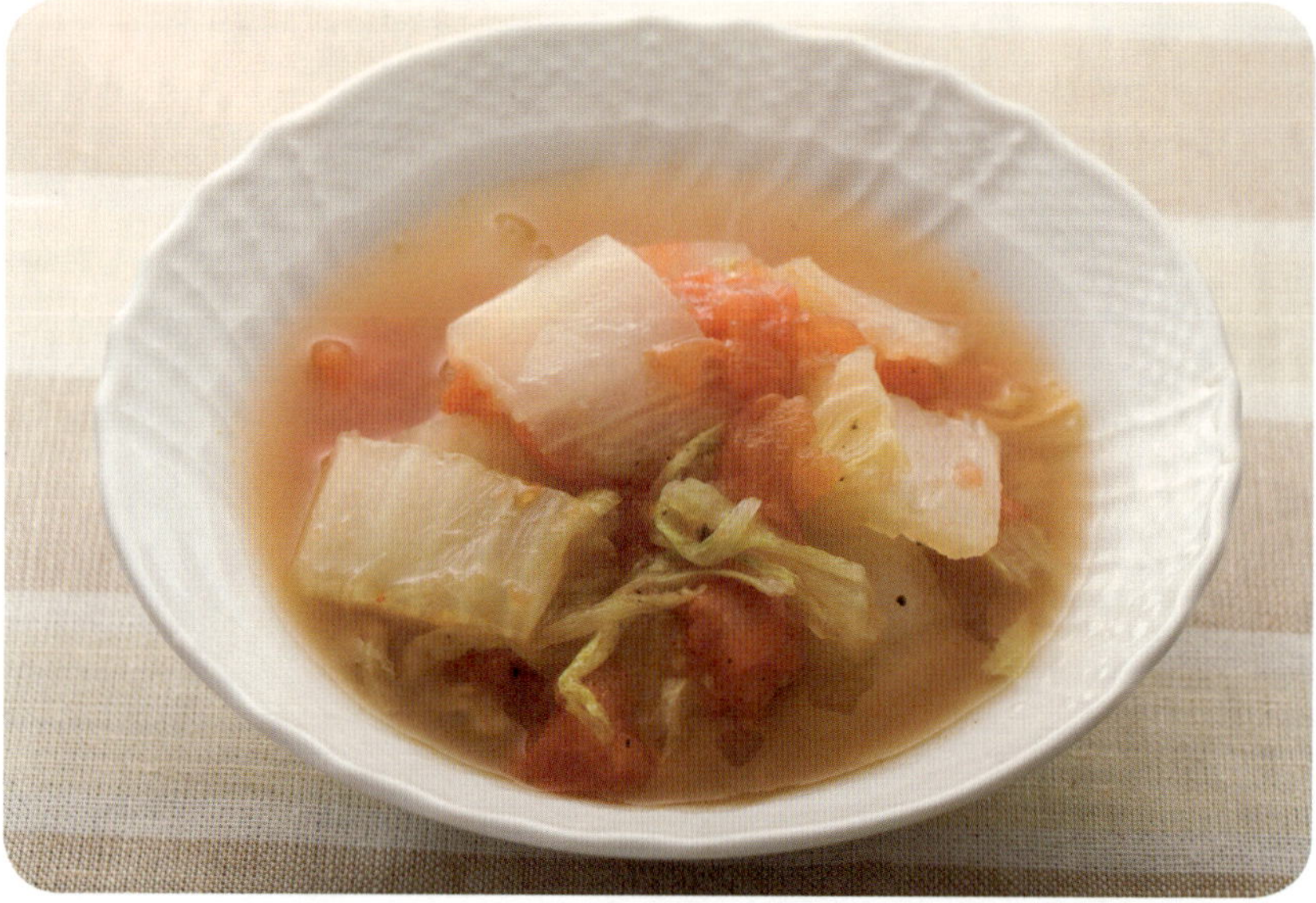

材料 1人分

白菜・・・・・・・・・・・・・中4枚
トマト・・・・・・・・・・・・中1個
水・・・・・・・・・・・1/2カップ
固形スープのもと・・・1/2個
塩・こしょう・・・・・・各少々

つくり方

1 白菜は縦半分に切ってから2㎝幅に切る。トマトはざく切りにする。
2 鍋に白菜の半量を入れ、軽く塩・こしょうをふり、トマトと残りの白菜をのせ、水とスープのもとを入れてふたをして、中火で10〜15分蒸し煮にする。

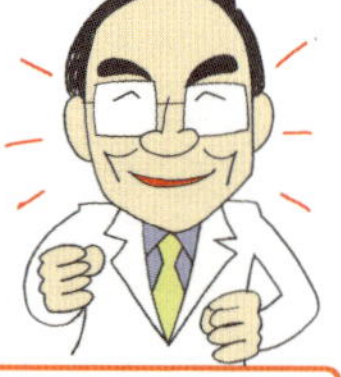

ポイント

トマトのリコピンは、加熱すると体内への吸収率がアップ。煮ると甘くなる白菜との組み合わせはベストです。

水菜のフライパン蒸し

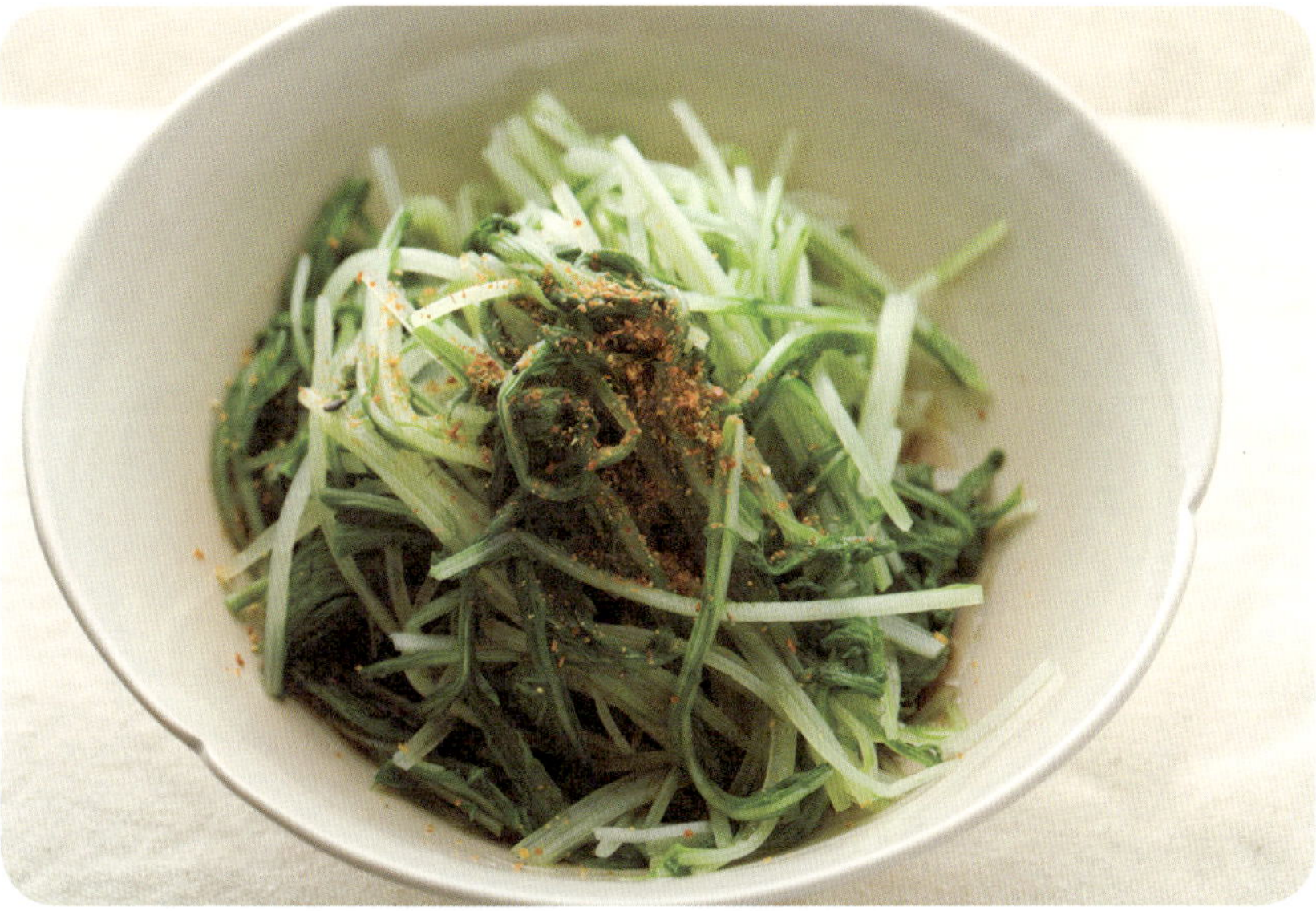

材料　1人分

水菜･････････････１束
ポン酢･･･････････適量
七味唐がらし･･･少々

つくり方

1 水菜はさっと洗ってから、7㎝長さに切る。
2 フライパンに水菜を入れ、ふたをして火にかける。
3 しんなりしたら器に盛り、ポン酢を適量かけ、七味唐がらしを少しふる。

ポイント

水菜はカリウムを豊富に含んだ野菜。でも、火を通すと含有量が減ってしまうので、火の通し過ぎには注意してください。また、ポン酢をかけ過ぎると、塩分が多くなるので、少量にして七味唐がらしで味をととのえます。

食前キャベツで10kgやせて、ふつうサイズのお店で服が買えるようになりました！（女性33歳）

いつでも食べ放題！
温野菜のレシピ

チンゲン菜のめんつゆびたし

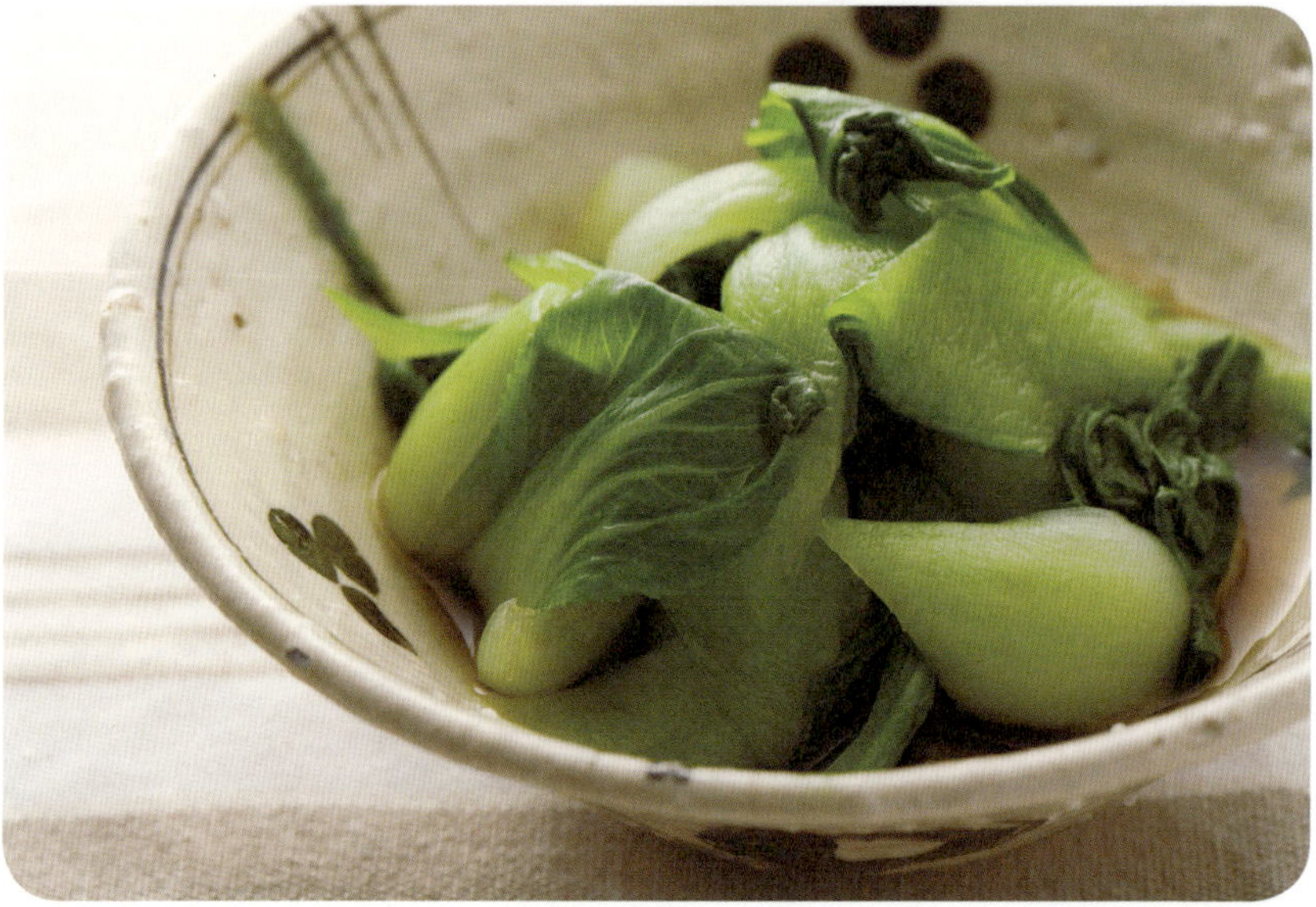

材料 1人分

チンゲン菜…………2株
水……………1/4カップ
めんつゆ(3倍濃縮)…大さじ1
酢………………小さじ1

つくり方

1 チンゲン菜を斜め2～3㎝長さに切る。
2 鍋に湯をわかし、茎、葉の順に入れてゆで、ざるにあげて粗熱をとる。
3 2を軽く絞って水気を切ってボウルに入れ、水、めんつゆ、酢を合わせる。

ポイント

チンゲン菜には、抗酸化作用のあるβ-カロテンが豊富に含まれています。このほか、高血圧によいカリウムやカルシウム、美肌に欠かせないビタミンC、不足しがちな鉄分などもたっぷり含まれている万能葉野菜です。

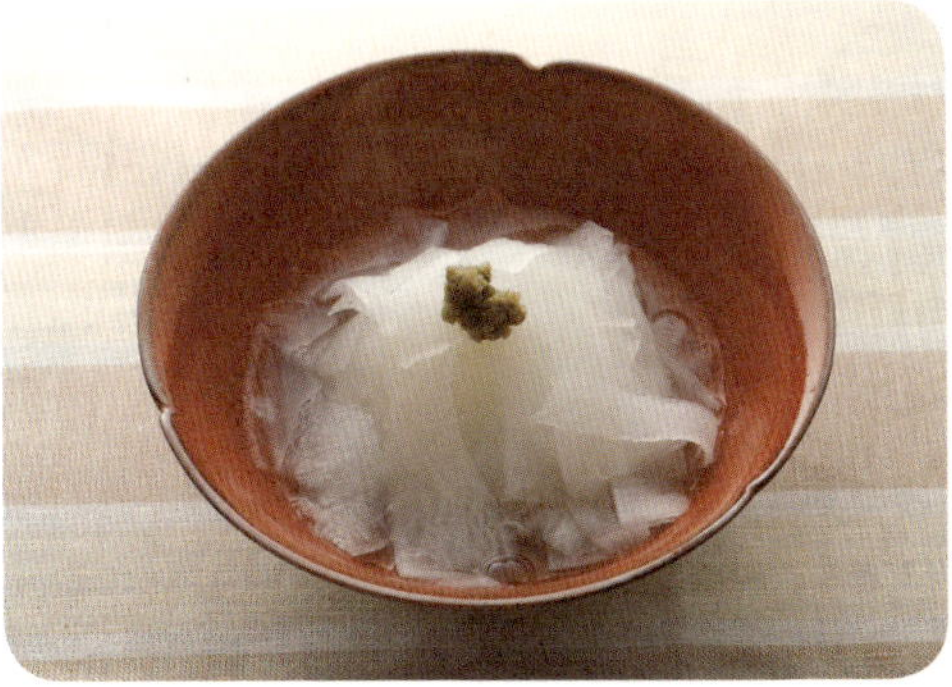

ひらひら大根の薄味煮

材料　1人分

大根……………………6cm分
水………………………1カップ
鶏ガラスープのもと…小さじ1
ゆずこしょう…………少々

つくり方

1 大根をピーラーでリボン状にそぐ。
2 鍋に水、鶏ガラスープのもとを入れ、火にかけひと煮立ちさせる。
3 2に大根を入れさっと煮る。
4 3を器に盛り、ゆずこしょうを添える。

ポイント

大根にはビタミンAやC、鉄分、食物繊維、消化酵素のジアスターゼやアミラーゼなどの栄養素がたっぷり含まれています。これらの栄養素は汁にも溶け出しているので、スープごと食べるのがおすすめです。

春菊のおひたしにんにく風味

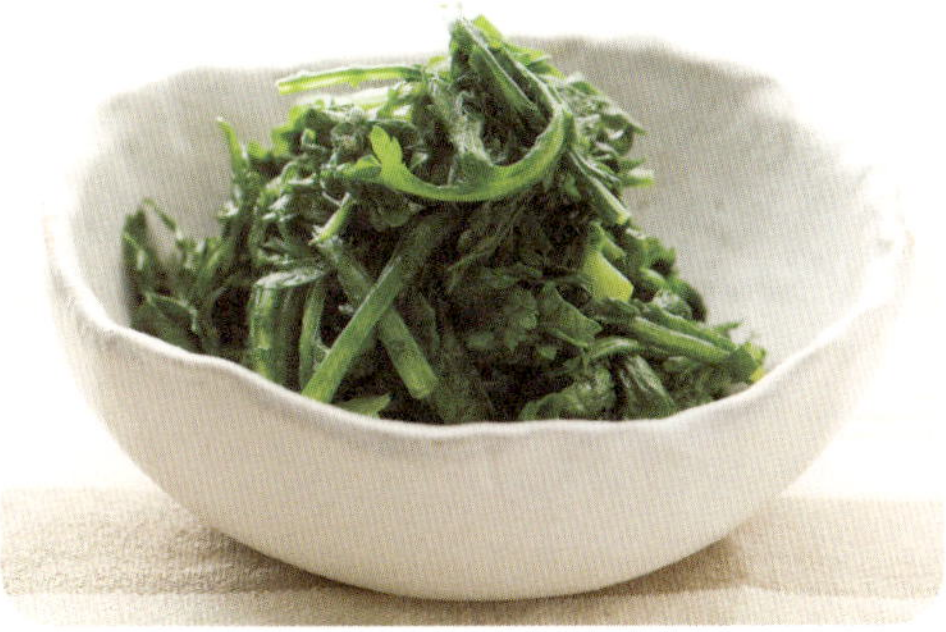

材料　1人分

春菊…………1/2束
しょうゆ……小さじ2
ごま油………小さじ1
おろしにんにく…少々

つくり方

1 春菊を5cm長さに切り、ゆでてざるにあげ、粗熱をとる。
2 ボウルにしょうゆ、ごま油、おろしにんにくを合わせ、水気を切った1を入れて和える。

ポイント

春菊は、ビタミンCやB_1をはじめ、カロテン、カリウム、カルシウム、食物繊維、鉄分が豊富に含まれる万能野菜。抗酸化作用のあるにんにくと合わせれば、老化予防もバッチリ。

中性脂肪が160mg／dLと高めでしたが、食前キャベツで正常値に戻りました。（男性51歳）

いつでも食べ放題！
温野菜のレシピ

白菜のからしじょうゆ和え

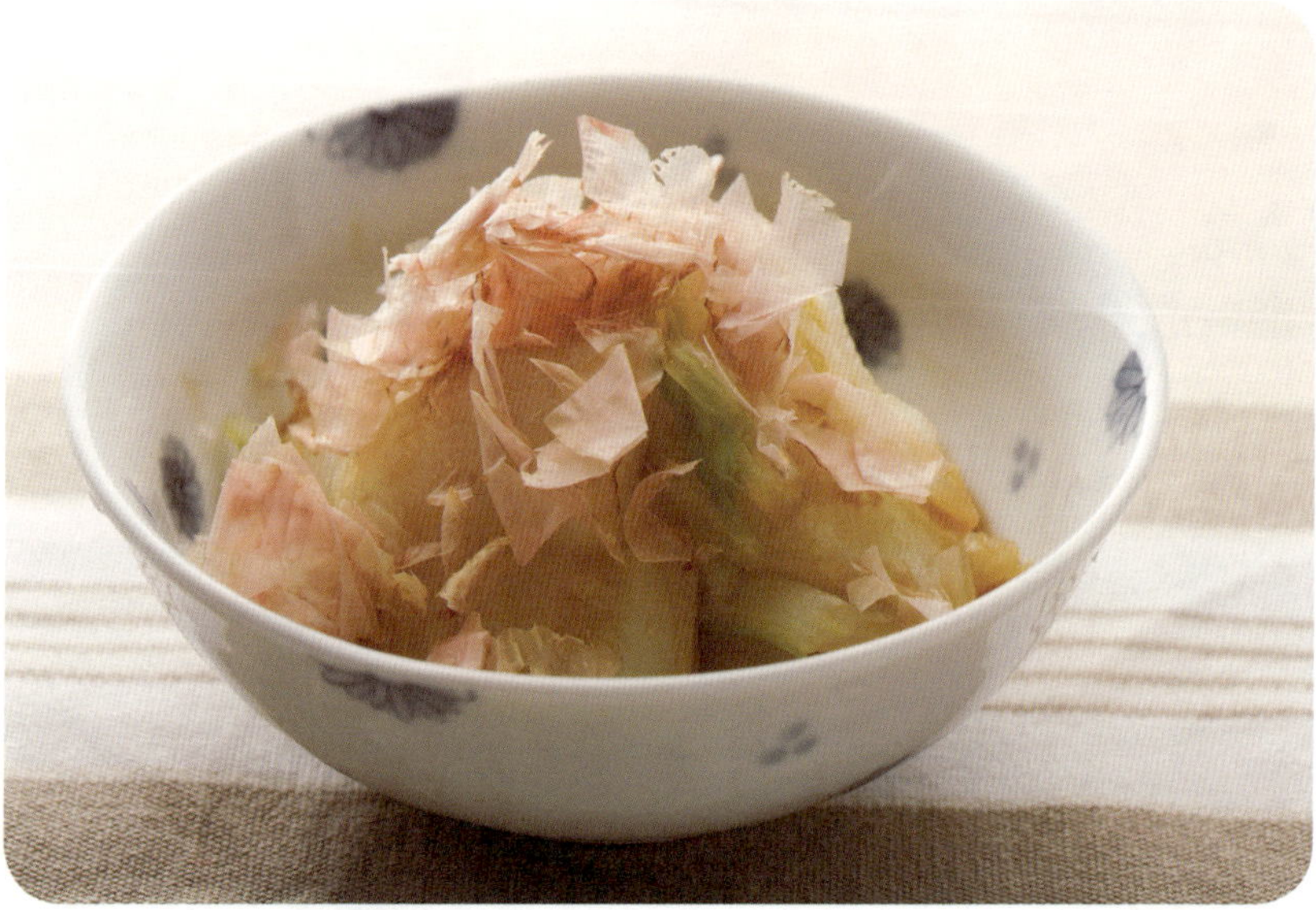

材料　1人分

白菜・・・・・・・・・・中4枚
ねりがらし・・・小さじ1/2
しょうゆ・・・・・大さじ1/2
削り節・・・1パック（4g）

つくり方

1 白菜を縦半分に切ってから、3cm幅に切る。
2 鍋に湯をわかし、白菜をゆでてざるにあげ、粗熱をとる。
3 ボウルにねりがらし、しょうゆを入れて混ぜ、2を入れて和える。
4 器に3を盛りつけ、削り節をふりかける。

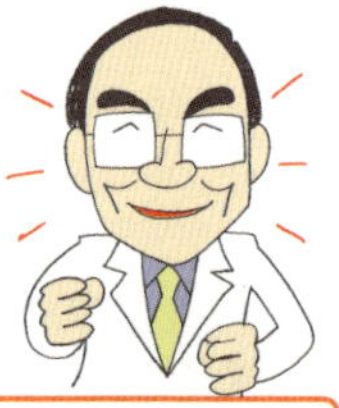

ポイント

最後にかける削り節には、旨味成分のイノシン酸が豊富に含まれています。しょうゆが少なめでも、旨味でアシストすれば塩分のとり過ぎを防止できます。

（女性58歳）

オクラのおかかじょうゆ

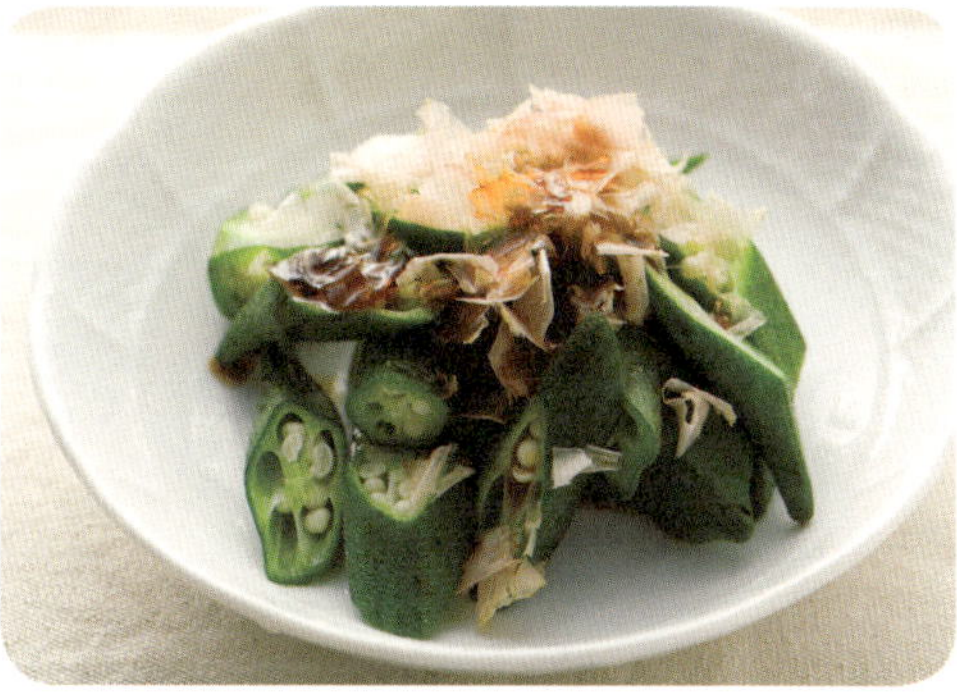

材料 1人分

オクラ…………1袋
しょうゆ…………少々
削り節…1パック（4g）

つくり方

1 鍋に湯をわかし、オクラをゆでてざるにあげ、粗熱をとる。
2 1を食べやすい大きさに斜め切りにする。
3 2を器に盛り、しょうゆと削り節をかける。

ポイント

オクラのネバネバ成分ムチンは、疲労回復・スタミナアップに効果があり、食物繊維のペクチンによる整腸作用も期待できます。また、ビタミンB群の一種である葉酸も多く含まれています。

ほうれんそうのごま和え

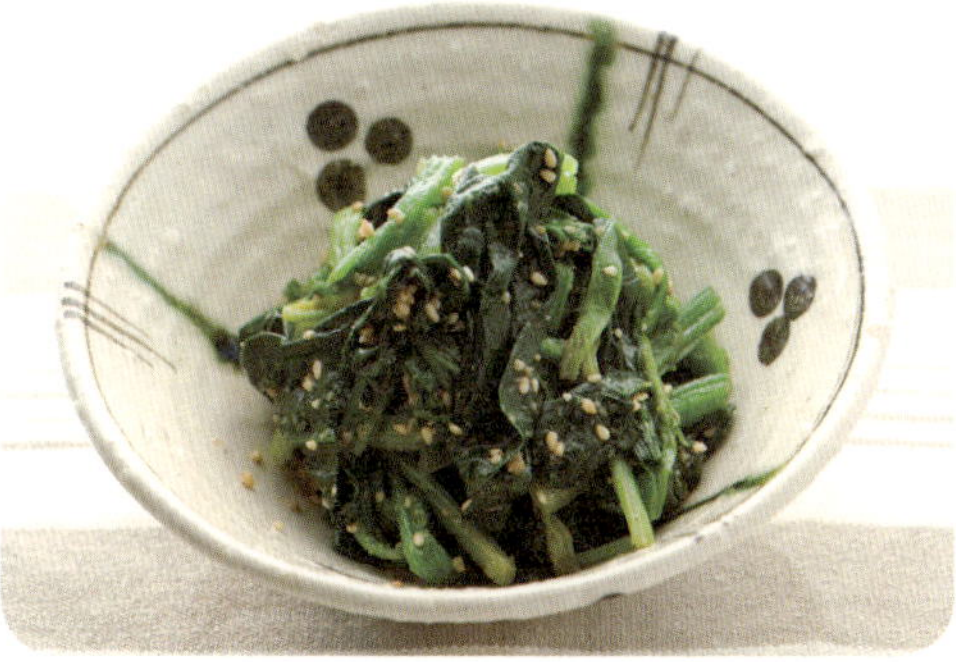

材料 1人分

ほうれんそう…………1/2束
白ごま…………大さじ1
しょうゆ・人工甘味料
（砂糖と同じ甘さのもの）‥各大さじ1/2

つくり方

1 鍋に湯をわかし、ほうれんそうをゆで、冷水にとり、水気を絞って5cm長さに切る。
2 ボウルに白ごま、しょうゆ、人工甘味料を入れ、合わせる。
3 2に1を入れて和え、器に盛る。

ポイント

ほうれんそうは、カロテン、ビタミンやカリウム、カルシウム、マグネシウムなどミネラル成分もいっぱい。茎の赤い部分はマンガンが含まれているので、捨てずに食べてください。

ヘモグロビンA1cが9%もあったのですが、食前キャベツ3か月後には、5%台になりました！

水菜の豆乳煮

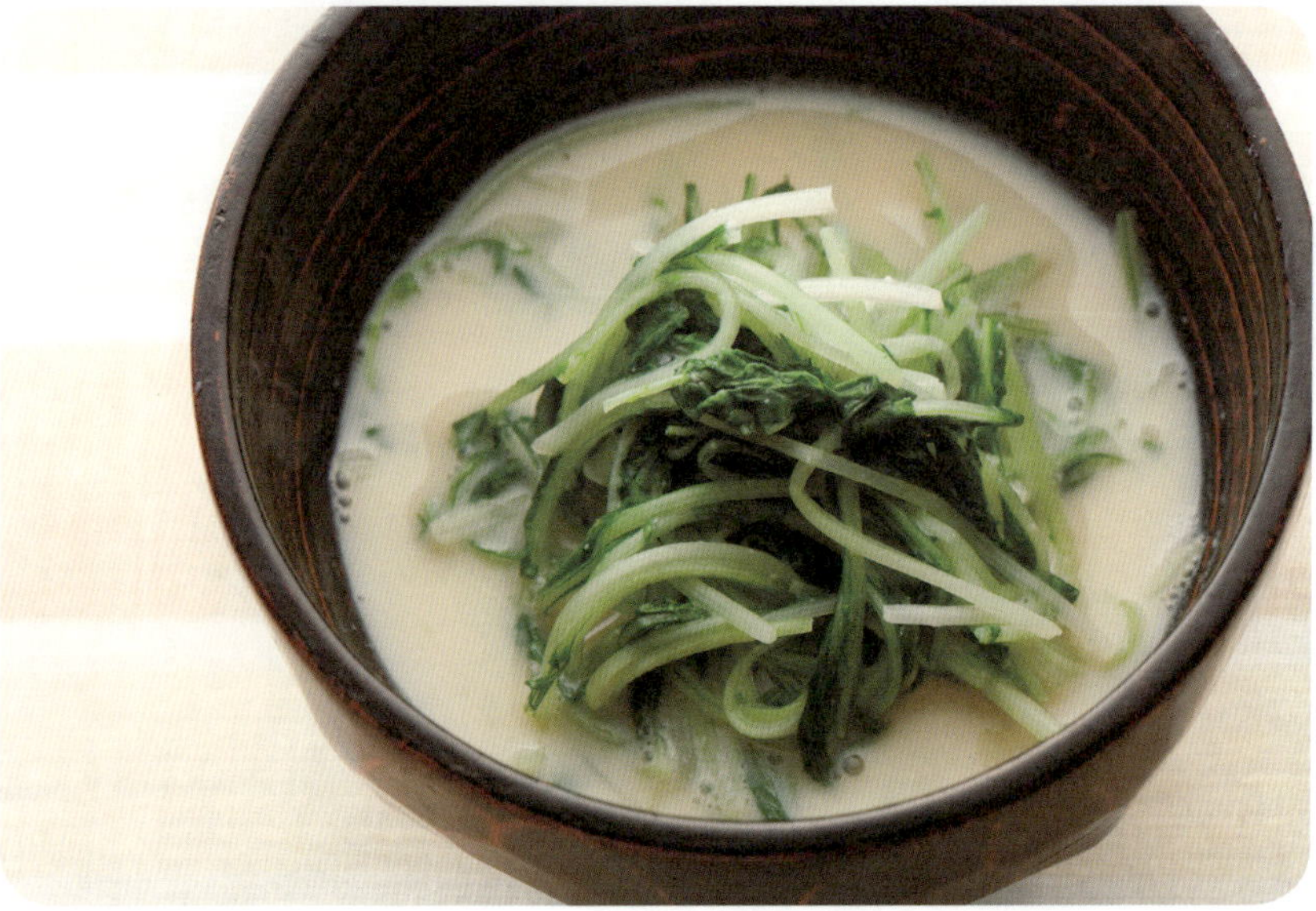

材料　1人分

水菜……………………1束
豆乳……………1/2カップ
水………………1/2カップ
鶏ガラスープのもと…小さじ1/2
みそ………………小さじ1/2

つくり方

1 水菜を7cm長さに切る。
2 鍋に水、鶏ガラスープのもとを入れ、煮立たせる。
3 2に1を入れ、ひと煮立ちしたら火を弱め、豆乳を加え、みそを溶き入れ、温めたら火を止める。

ポイント

良質なたんぱく質を含む豆乳は、低カロリーなうえ、基礎代謝を活発にする働きがあります。また、体内での吸収・分解に時間がかかるので満腹感も得られ、一挙両得です。

られました。（女性45歳）

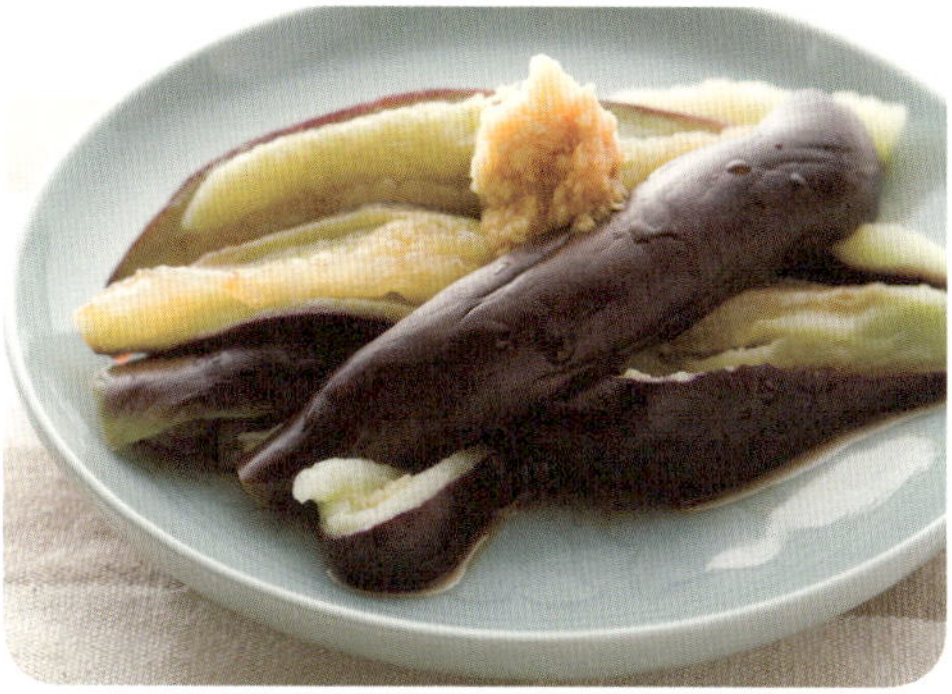

レンジでつくる蒸しなす

材料　1人分

なす…………3本
おろししょうが…少々
しょうゆ………適量

つくり方

1 なすのヘタをとり、1本ずつラップで包む。電子レンジ(600W)で3〜4分加熱。ワット数が違う場合は、なすがやわらかくなるまで加熱。
2 1の粗熱をとり、手で食べやすい大きさにさき、器に盛る。
3 2におろししょうがをのせ、しょうゆを適量かける。

ポイント

なすの紫はナスニンというポリフェノールの色。強い抗酸化作用があり、活性酸素を抑制します。コレステロールの吸収を抑える作用も。

いんげんのしょうがじょうゆ和え

材料　1人分

さやいんげん……160g
しょうゆ……大さじ1/2
おろししょうが…小さじ1

つくり方

1 さやいんげんは4cm長さに切り、鍋に湯をわかし、ゆで、ざるにあげて粗熱をとる。
2 ボウルにしょうゆ、おろししょうがを入れて混ぜ、1を合わせて和える。

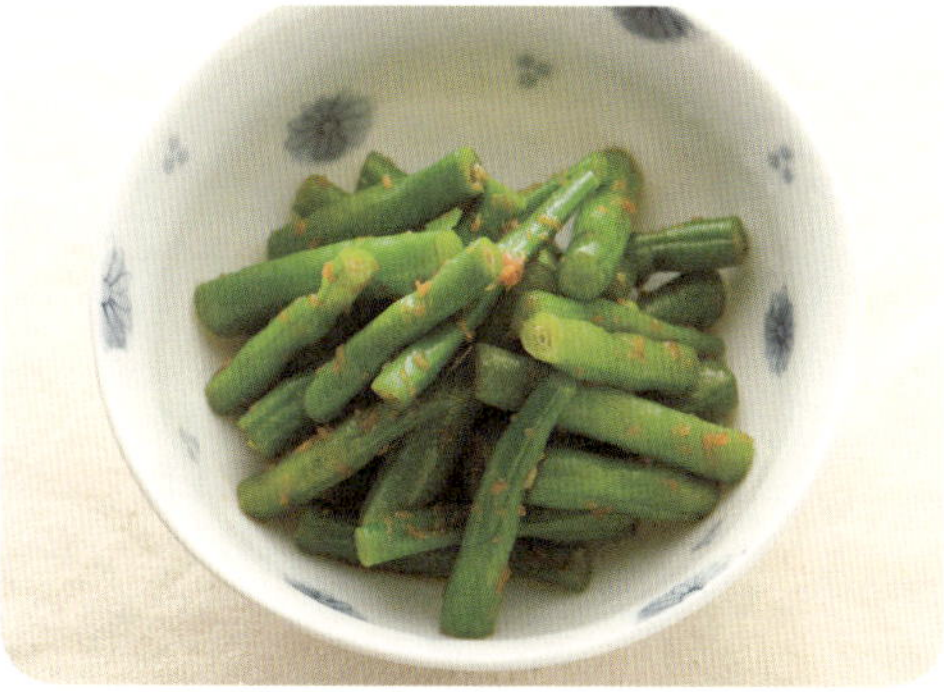

ポイント

さやいんげんには、β-カロテンがレタスの約3倍も含まれており、高血圧の予防となるカリウムも豊富に含まれています。

食前キャベツでやせたら、シワどころか顔にツヤとハリが出て、主人に「きれいになったなぁ」とほめ

キャベツに飽きたら きのこ・こんにゃく・海藻を食べよう

どうしてもキャベツを食べる気がしなくなったら、
きのこやこんにゃくなど、食物繊維が豊富なものを
代わりに食べてください。かみごたえもあり、
おなかもふくれ、小休止にはもってこいです。

もずくきゅうり

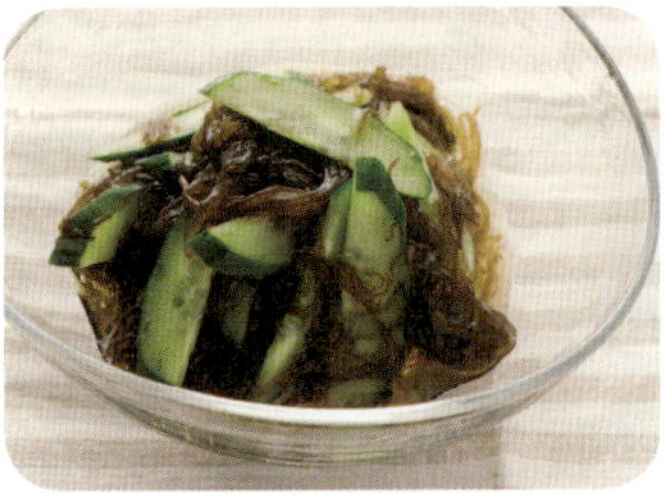

材料 1人分

もずく……………100g
きゅうり…………1/2本
ポン酢……………適量

つくり方

1 もずくは水洗いし、きゅうりは縦半分に切り、さらに斜め薄切りにする。
2 1を合わせ、ポン酢をかける。

ポイント

もずくのヌルヌルは、フコイダンという成分。血圧の上昇を抑える、がん予防などの働きがあります。

めかぶとオクラのしょうが風味

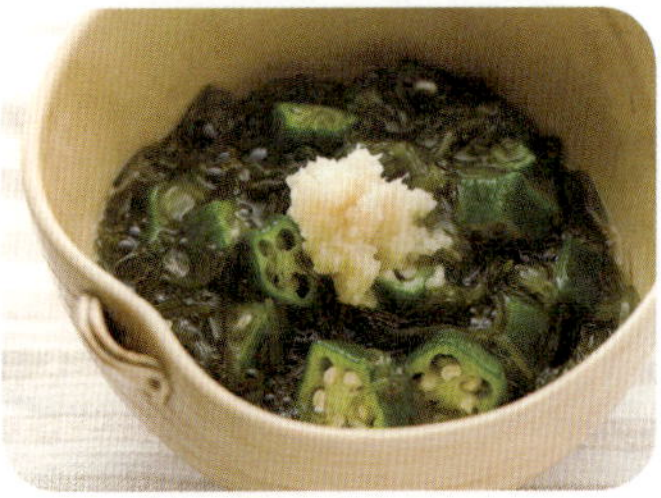

材料 1人分

めかぶ……………80g
オクラ…………1/2袋
ポン酢……………少々
おろししょうが……少々

つくり方

1 オクラはゆでて小口切りに、めかぶは刻む。
2 1を器に盛り、ポン酢で味をととのえ、おろししょうがをのせる。

ポイント

めかぶに付属のたれがある場合は、それを使ってもOK。味つけめかぶならそのまま使えます。

きのこ・こんにゃくを食べよう

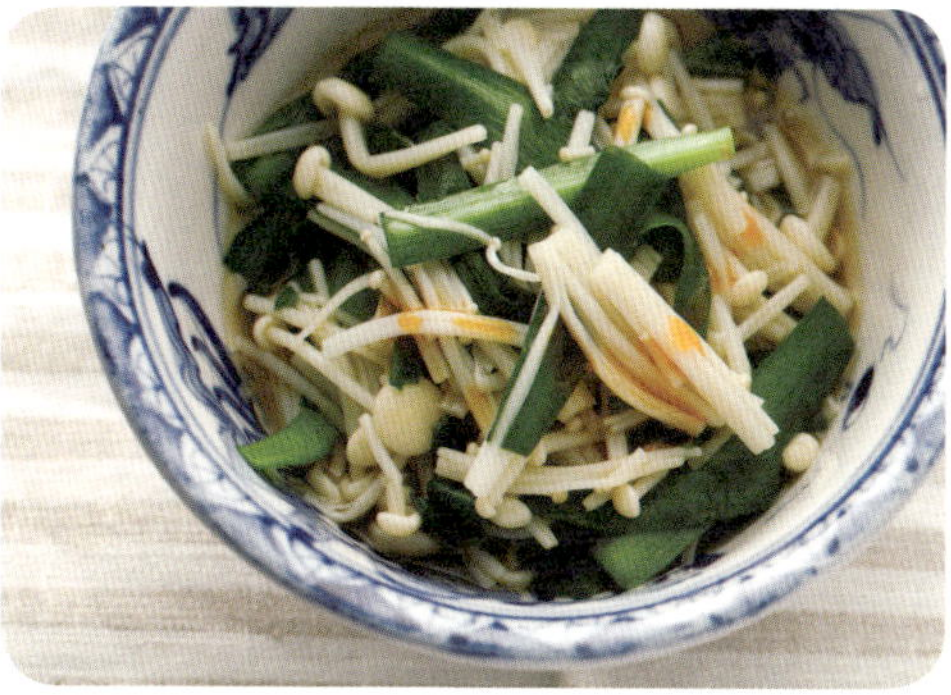

えのきとにらのさっと煮

材料　1人分

えのきだけ(半切り)･･･1パック
にら(4cmに切る)･･･････1/2束
鶏ガラスープ･････1/2カップ
しょうゆ・ラー油･･････各少々

つくり方

1 沸騰させた鶏ガラスープにえのきだけとにらを入れ、しんなりしたら、しょうゆで味をととのえて、器に盛りつける。
2 1にラー油をかける。

ポイント

にら独特の香りは硫化アリルという成分で、血液をサラサラにして血栓を防ぐ働きがあります。

しらたきのきんぴら

材料　1人分

しらたき･･････････180g
ごま油･･･････大さじ1/2
A しょうゆ・みりん
･････････各小さじ2
七味唐がらし･･･少々

つくり方

1 しらたきは湯に通し切る。
2 フライパンにごま油を熱し、1を水気がなくなるまで炒め、Aを入れ、調味する。

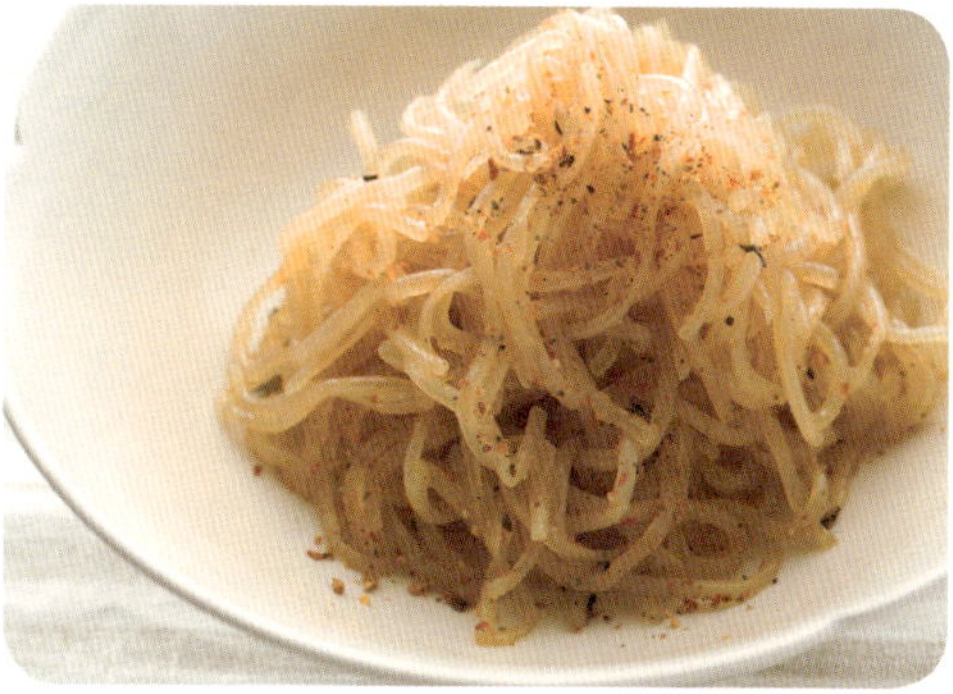

ポイント

しらたきは食物繊維が豊富。薄味にしてごはんの代わりに食べれば血糖値の上昇も防げます。

会社の健康診断で、尿酸値とヘモグロビンA1cが下がりました。(男性45歳)

キャベツに飽きたら
きのこ・こんにゃくを食べよう

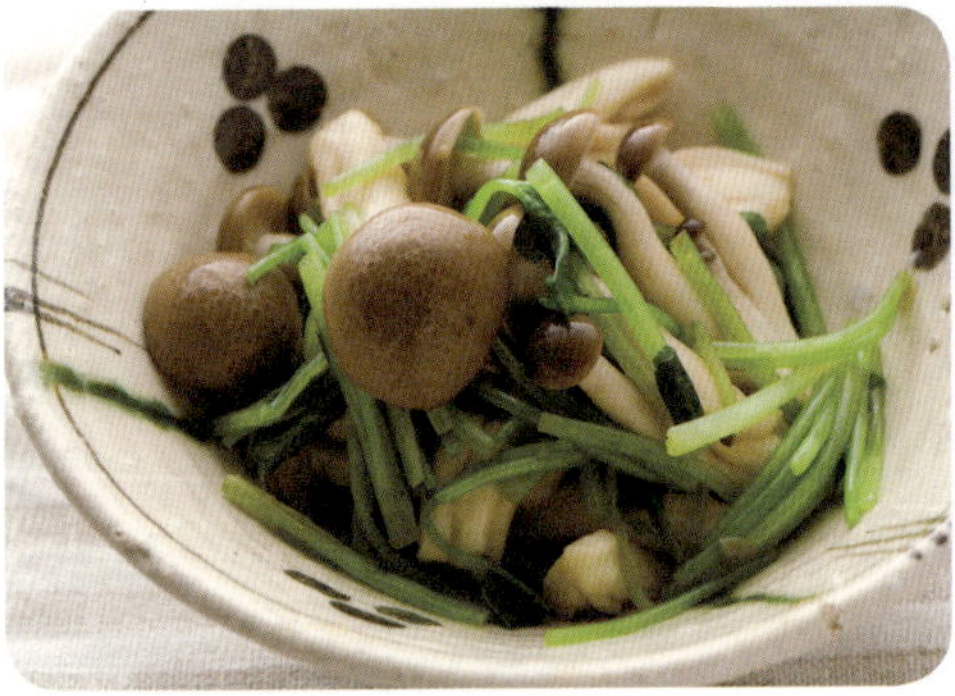

しめじと三つ葉のおひたし

材料　1人分

しめじ…………… 1パック
糸三つ葉………… 1/2束
A めんつゆ（3倍濃縮）・水 ………… 各大さじ1/2
　ゆずこしょう… 小さじ1/2

つくり方

1 しめじは小房に分け、糸三つ葉は4cm長さに切る。
2 鍋に湯をわかし、1をさっとゆでて水気を切り、合わせたAをかける。

ポイント

ゆずこしょうは、アクセントになる調味料ですが、塩分も含まれているので使い過ぎには注意を。

なめこおろし

材料　1人分

なめこ………… 1パック
大根…………… 5cm分
ポン酢………… 大さじ1

つくり方

1 なめこは水洗いし、鍋に湯をわかし、さっとゆでる。大根はおろして水気を切る。
2 1を器に盛り、ポン酢をまわしかける。

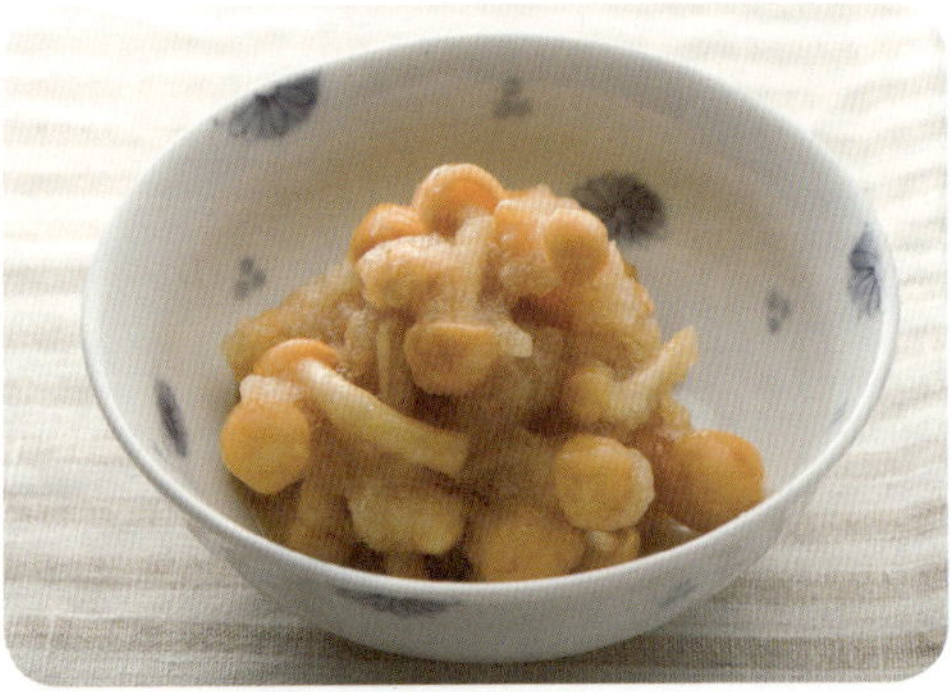

ポイント

なめこのヌルヌルのもとはムチン。胃の粘膜をうるおし、保護します。細胞を活性化し、老化を防止。

ちぎりこんにゃくのおかか煮

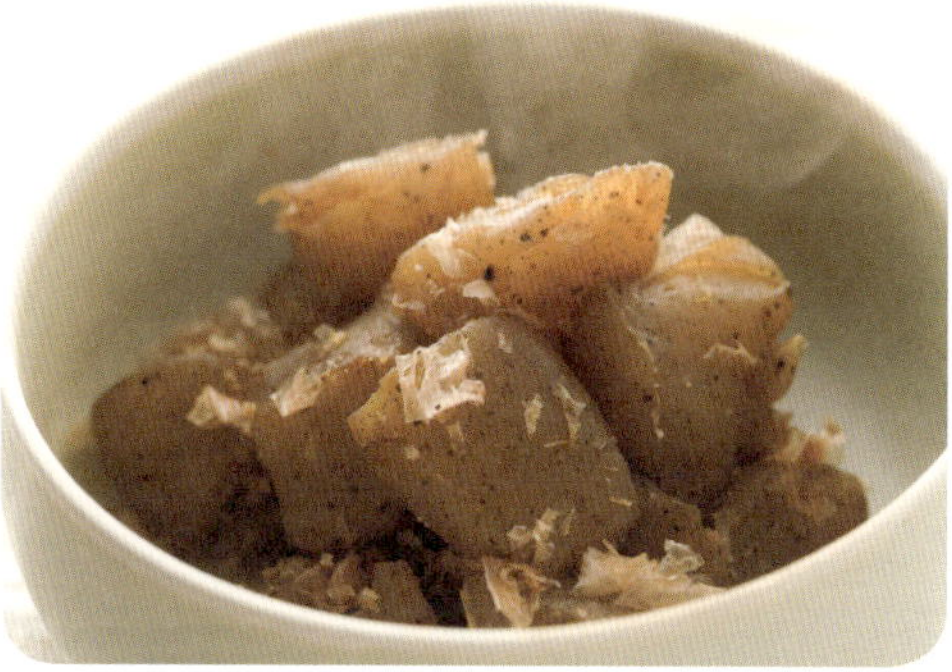

材料　1人分

こんにゃく……………………220g
A　水…………………1/2カップ
　めんつゆ（3倍濃縮）…大さじ1
削り節…………1パック（40g）

つくり方

1 こんにゃくは手でちぎり、湯通しする。
2 鍋にAと1を入れ、汁がなくなるまで煮る。
3 2に削り節を混ぜ、器に盛る。

ポイント

こんにゃくはかみごたえがあり、腹もちのいい食材。削り節で旨味もアップします。

ひじきと貝割れ大根のサラダ

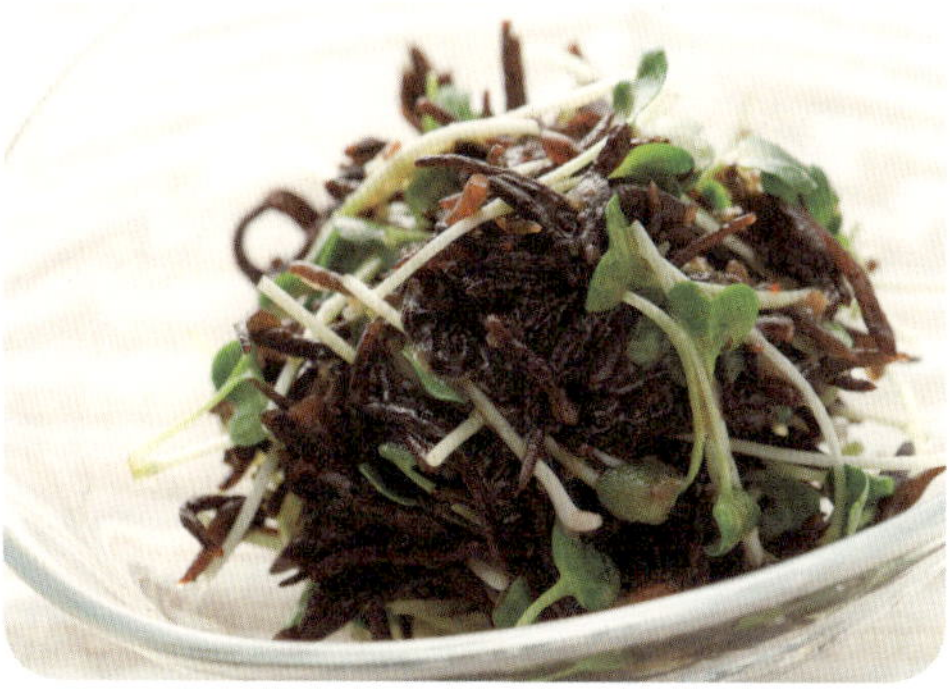

材料　1人分

芽ひじき……………………大さじ3
貝割れ大根…………1/2パック
市販の和風ドレッシング…適量

つくり方

1 芽ひじきは水でもどし、貝割れ大根は半分に切る。
2 1を器に盛り市販の和風ドレッシングをかける。

ポイント

ひじきは不足しがちなカルシウムが豊富。ドレッシングのかけ過ぎには要注意！

どうしても甘い物が食べたいとき、小豆を人工甘味料で煮て食べていましたが、体重は順調に減

1日の食事の目安量を知っておこう

肉も魚もごはんも食べてOK！

「あれを食べたらダメ」「○カロリーオーバーだから、このメニューはダメ」という制限のあるダイエットでは、挫折する人がほとんどです。しかし「キャベツや野菜ならいくら食べてもいい」といわれたらマイナスイメージがないので、続けることができます。

この長続きできるというのが、食前キャベツのいいところ。細かいカロリー計算の必要がないのも、さらなる魅力のひとつ。

もちろんキャベツなどの野菜以外に、肉や魚やごはんも食べていいのです。

血糖値の上昇を防ぎ、健康な体を保つには、いろいろな食品をバランスよく食べることが何より大切です。野菜、肉、魚、卵、大豆、乳製品、穀類、きのこや海藻類、果物など、多品目からさまざまな栄養素をとることで、健康な体はつくられます。

1日に必要な食品の量をチェックしよう！

それには、キャベツ以外に1日に食べる食品の量を覚えておくことが大切です。これが食前キャベツ成功のカギです。

いくら食前キャベツに挑戦してみても、ごはんや肉を食べ過ぎるとなかなかうまくいかないこと

しました！（女性47歳）

1日分の食事量（女性1200kcal分）

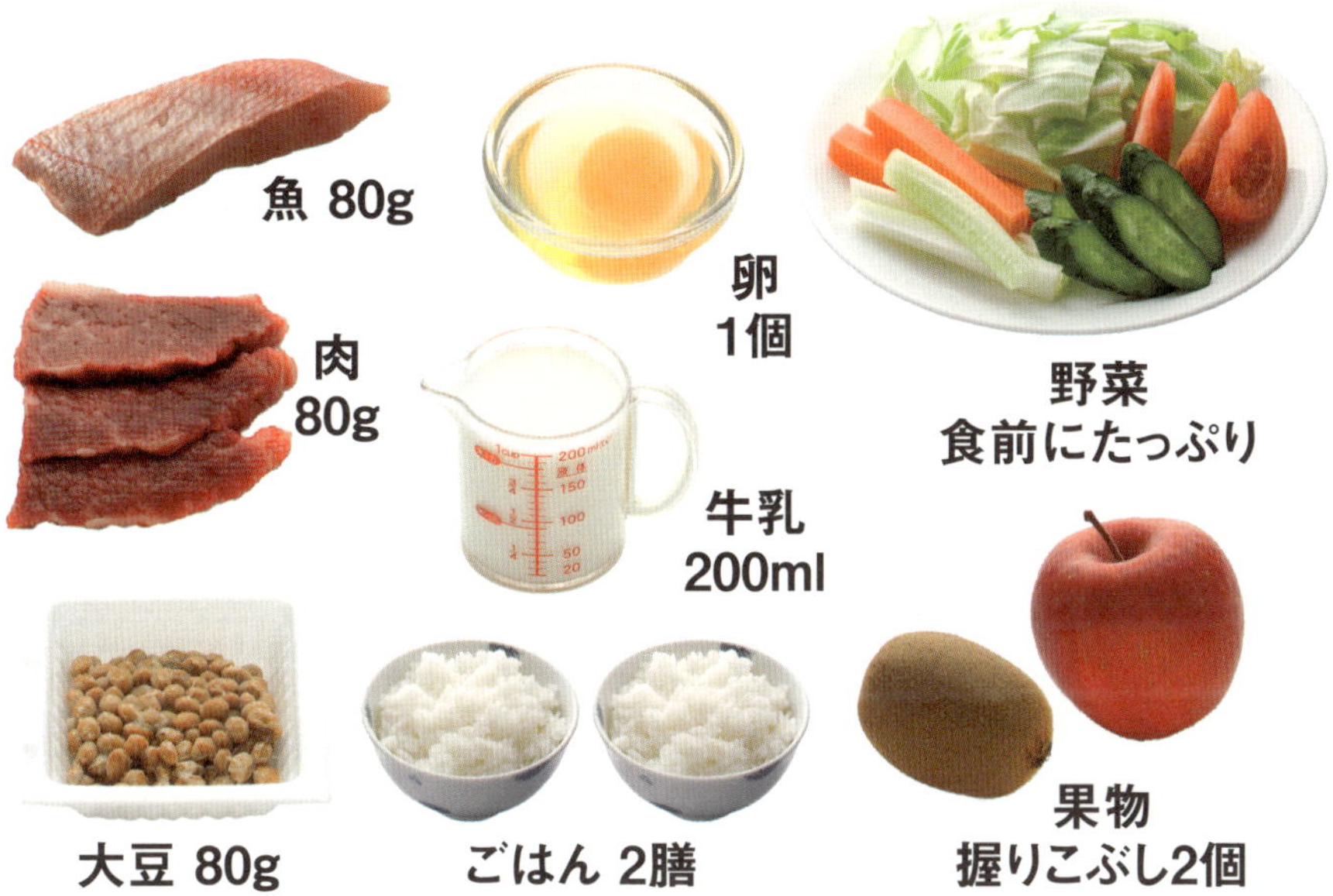

があります。キャベツや温野菜のほかに、何をどれくらい食べればいいか知っておいてください。

1日に食べる食品の量を覚えるために、はじめに一度、食品ごとに1食分の量をはかって調理してみましょう。

そして、できた料理を1人分ずつ器に盛りつけます。1回分のキャベツ、そのほか、1食分の主菜、副菜、主食、汁物、果物を食卓に並べ、それがどのくらいの分量か、大きさか、数かよく見て覚えておきます。

「ああ、1人分はこのくらいの量なんだ」と適正な量がつかめたら、次の食事からは細かくはからなくてもOK！　覚えたように1人分を器に盛りつけて食べましょう。

しかし人間というものは、ちょっとずつ自分に甘くなるものです。しばらく経つと、最初にはかった1人分より多めに盛りつけてしまいがちに。

ふと思い出したとき、1週間に一度でも、1人分の量をはかり直して、適正な量のイメージを修

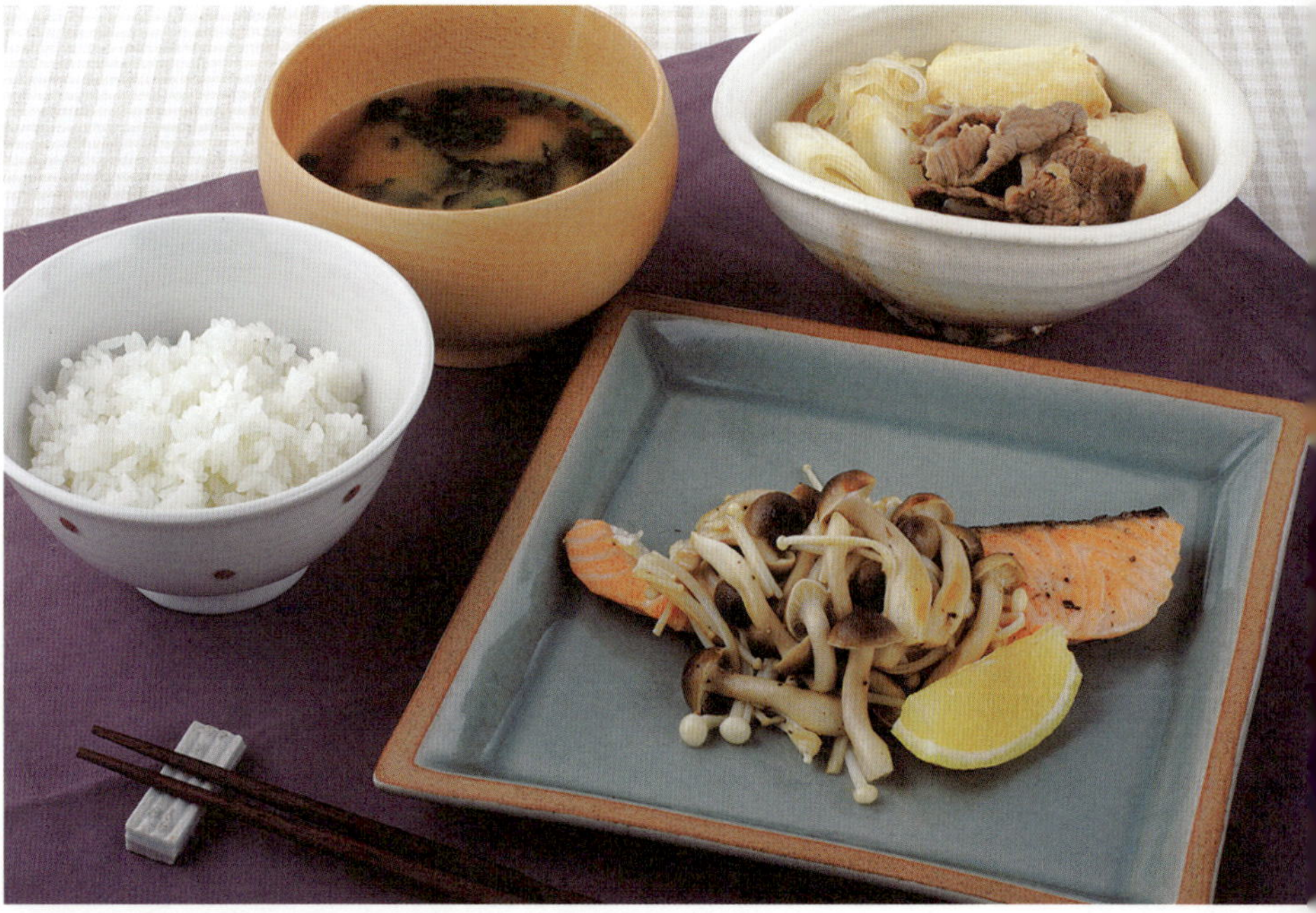

1人分ずつきれいに盛りつければ、見映えもよく、適量がわかります。

正してください。

そして、家族全員のぶんを大皿盛りにして、そこから取り分けて食べることはやめます。

大皿に箸をのばしていると、自分がどれくらい食べたかわからなくなり、1人分よりオーバーしてしまうからです。

ここはひとつ、懐石気分で1人分ずつ並べて食べることを楽しんでみましょう。見映えもいいので料理をするのも楽しくなりますよ。

また、注意しなければならないのは、調味料です。糖尿病になっている人や太り過ぎの人は、血圧が高くなっていることが多いので、塩分や糖分に気をつけてください。

しょうゆは、小皿にとってつけ食べにする、スプレータイプの容器に入れてシュッとひと吹きするだけで、まんべんなくかかるようにするなど工夫します。油を使うときも同様に、スプレーを使えば、少量でまんべんなく、広がります。そして、砂糖は人工甘味料に替えてください。

たんぱく質を食べる 肉80g

牛肉、豚肉、鶏肉、ラム肉など、肉ならどの種類の肉を食べてもOKです。1日の合計が80gになれば、40gずつ違う種類の肉を食べてもかまいません。

ただし脂身の多い牛や豚のバラ肉は避けましょう。とくにおすすめなのは、牛肉や豚肉なら赤身のヒレやもも肉、鶏肉ならササミやムネ肉。

ベーコンやウインナーソーセージも肉類ではありますが、保存がきくよう塩分が多く使われているので、生の肉を調理して食べてください。

肉

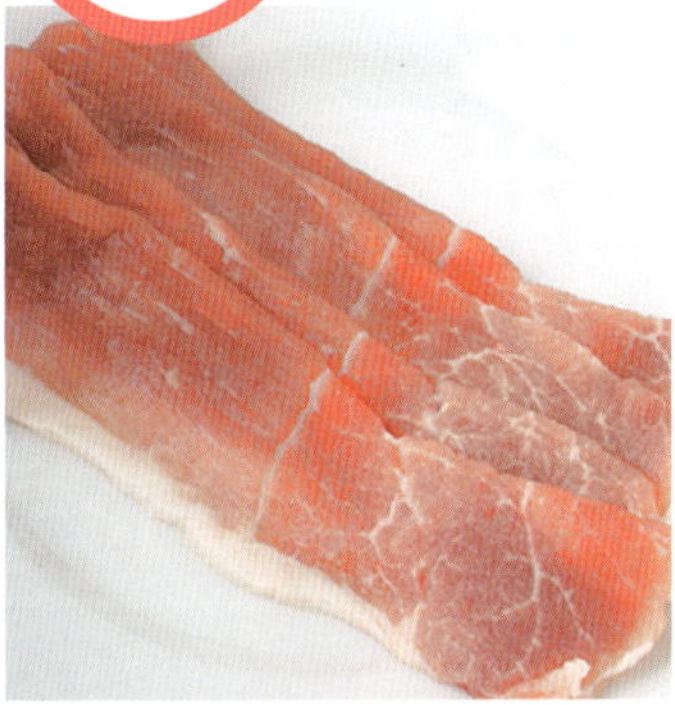

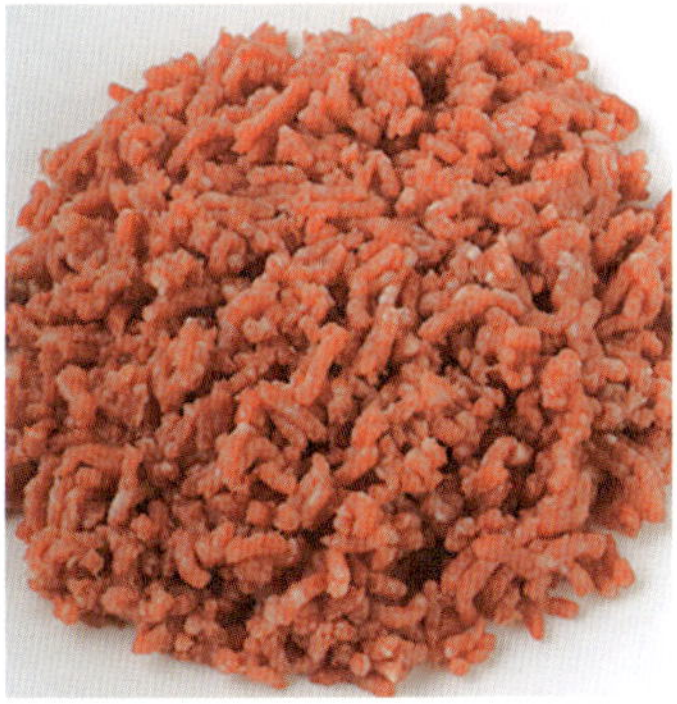

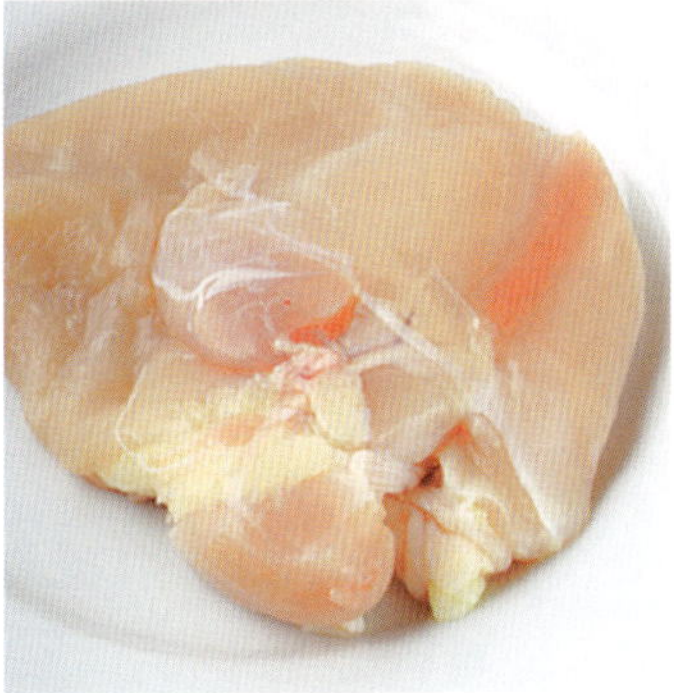

たんぱく質を食べる
魚80g

白身魚や鮭のような、なるべく脂の少ないものがベスト。刺し身を盛り合わせで食べると多くの種類を一度に食べられるのでおすすめですが、しょうゆのつけ過ぎには注意しましょう。

焼き魚1尾でもOKですが、旬の脂がのった魚は焼いて脂を落とします。ふり塩も、尻尾に化粧塩を少しだけにしてください。

煮魚はねぎやしょうがなどの香味野菜を使って煮込むと、調味料が少なくても十分満足のいく味わいになります。

魚

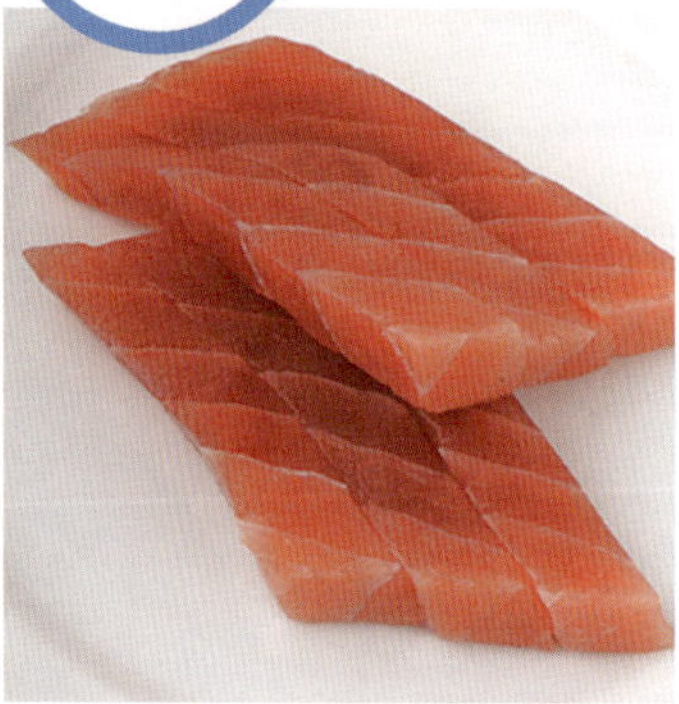

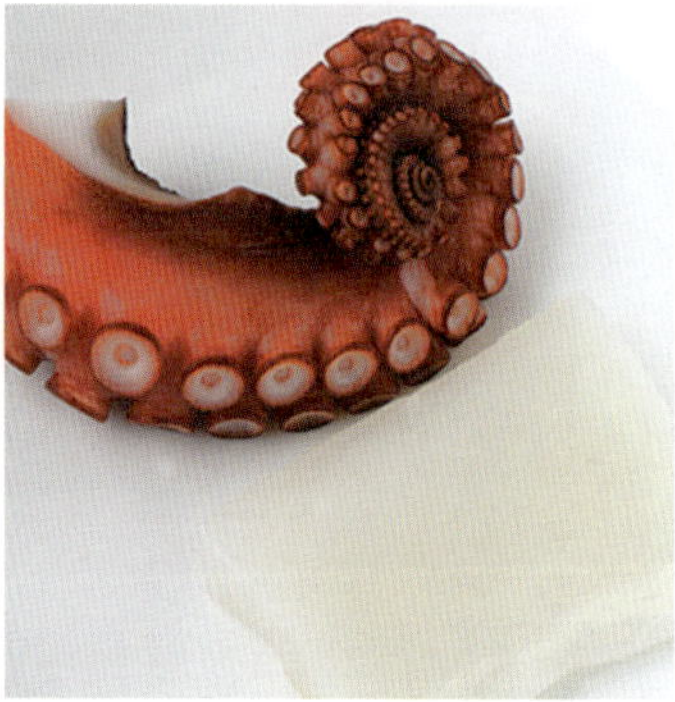

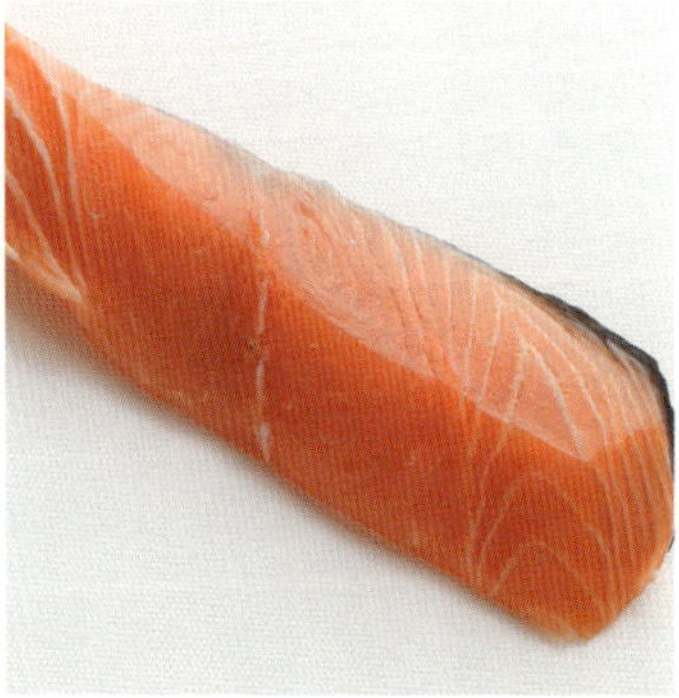

たんぱく質を食べる 大豆80g

大豆からは植物性たんぱく質が豊富にとれるので、ぜひ毎日食べたいものです。

豆腐なら2分の1丁、納豆なら1パック、油揚げなら2分の1枚が1日分の目安です。枝豆は手軽に食べられるのでおすすめですが、ゆでるときの塩は少なめにします。

保存食の大豆の水煮などは調理しやすく、サラダやスープなどに入れて手軽に食べることができます。豆乳や豆乳を使った鍋、湯葉などもおいしく食べられる大豆製品です。

大豆

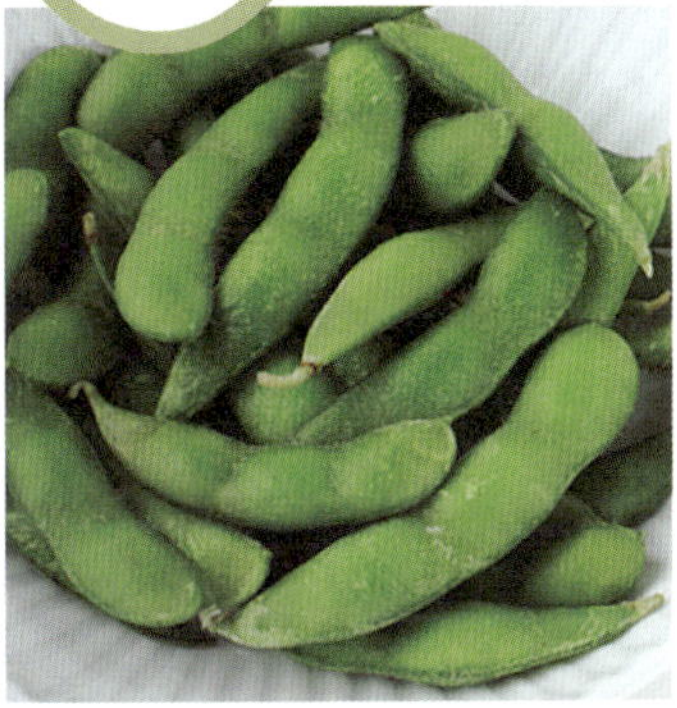

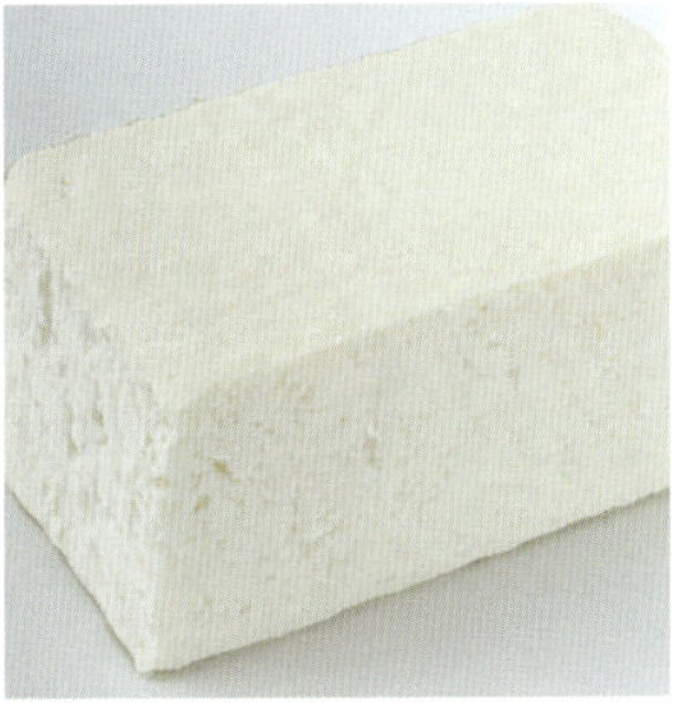

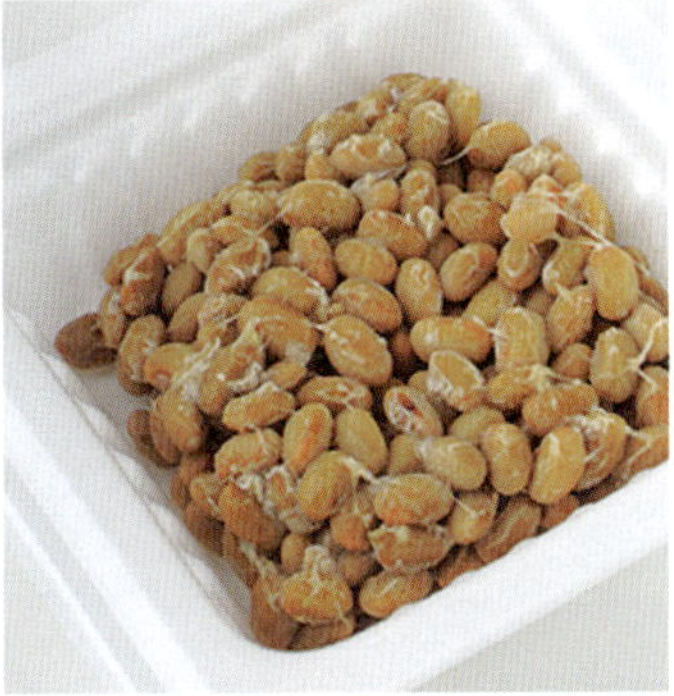

たんぱく質を食べる
卵1個

卵は完全栄養食材といわれる万能食品です。ただ、ほかのたんぱく質の量とのバランスを考えて1日1個にしておきます。

揚げ物の衣、ハンバーグのつなぎ、お好み焼きなどにも卵が使われていることがあるので、このような料理を食べるときは、卵料理は控えたほうがいいでしょう。

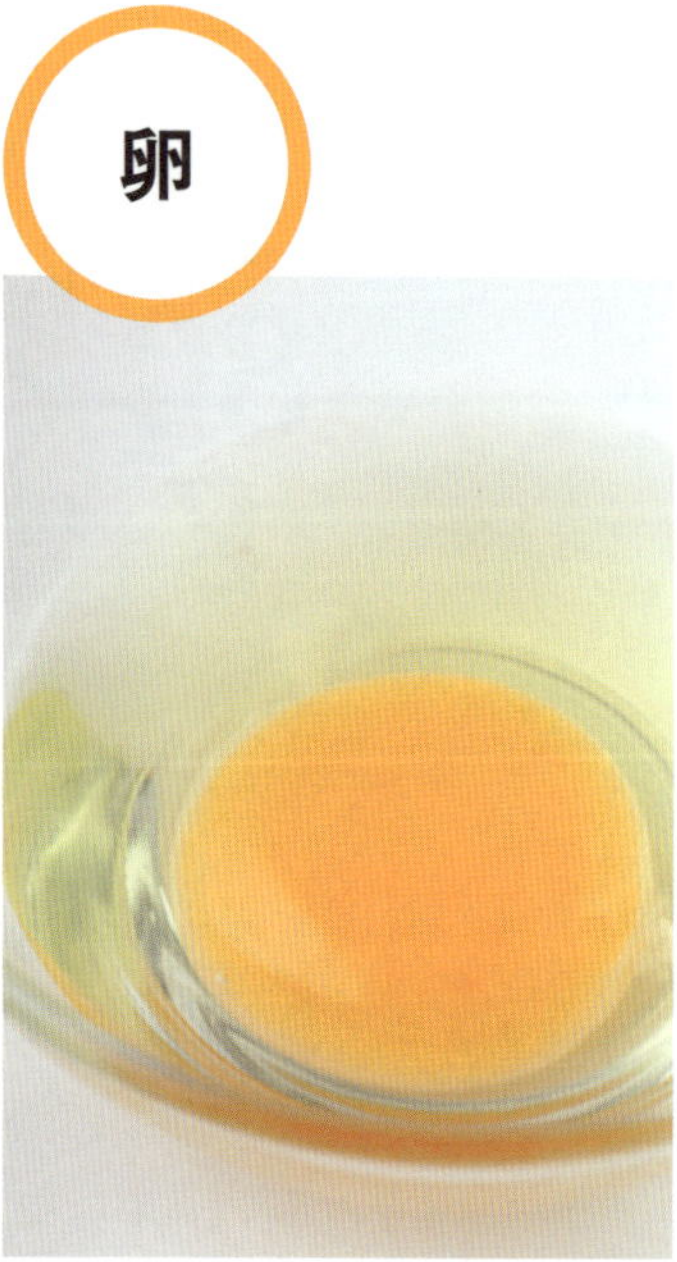

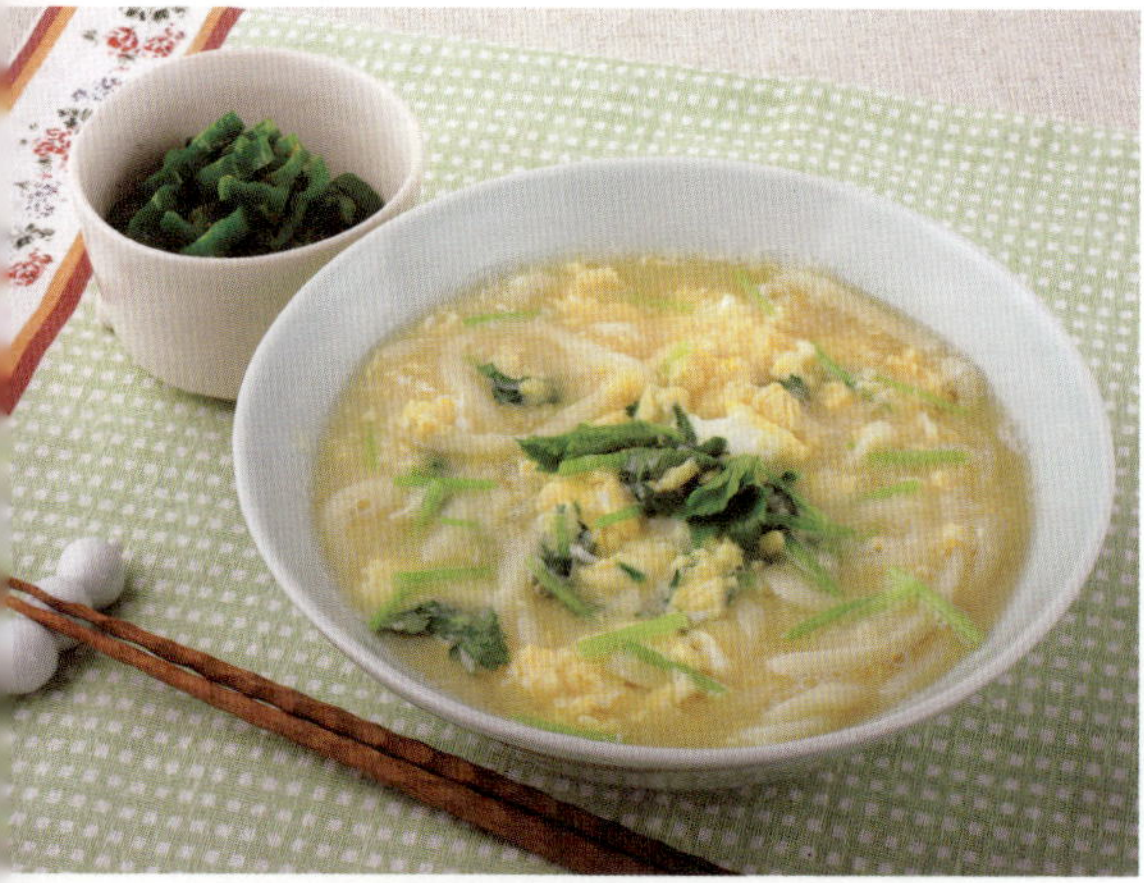

卵はメイン料理にする以外にも、写真のかき卵うどんのようにわき役にも使える便利な食品です。

たんぱく質を食べる 牛乳200mL

牛乳を飲むとおなかをくだす人は、牛乳以外のたんぱく質を増やしてもOKです。それでも牛乳でとりたいときには、シチューやパスタ、フレンチトーストなど、調理に使うといいでしょう。

たんぱく質は、筋肉をつくったり血管を丈夫にしたりなどの働きがあるため、減量中とはいえ、必要不可欠な栄養成分です。

牛乳

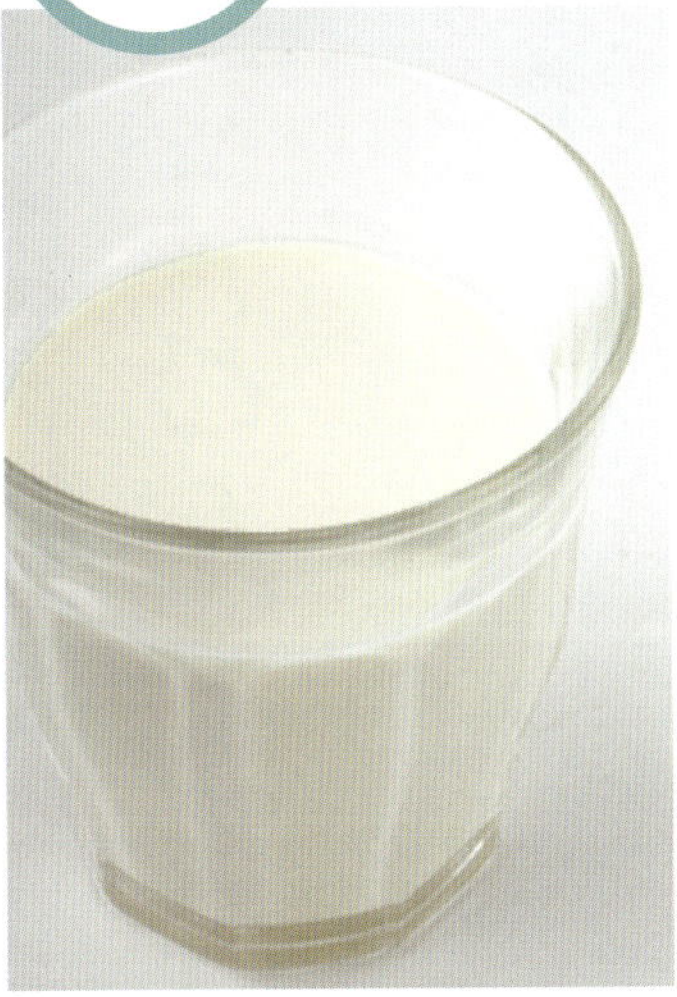

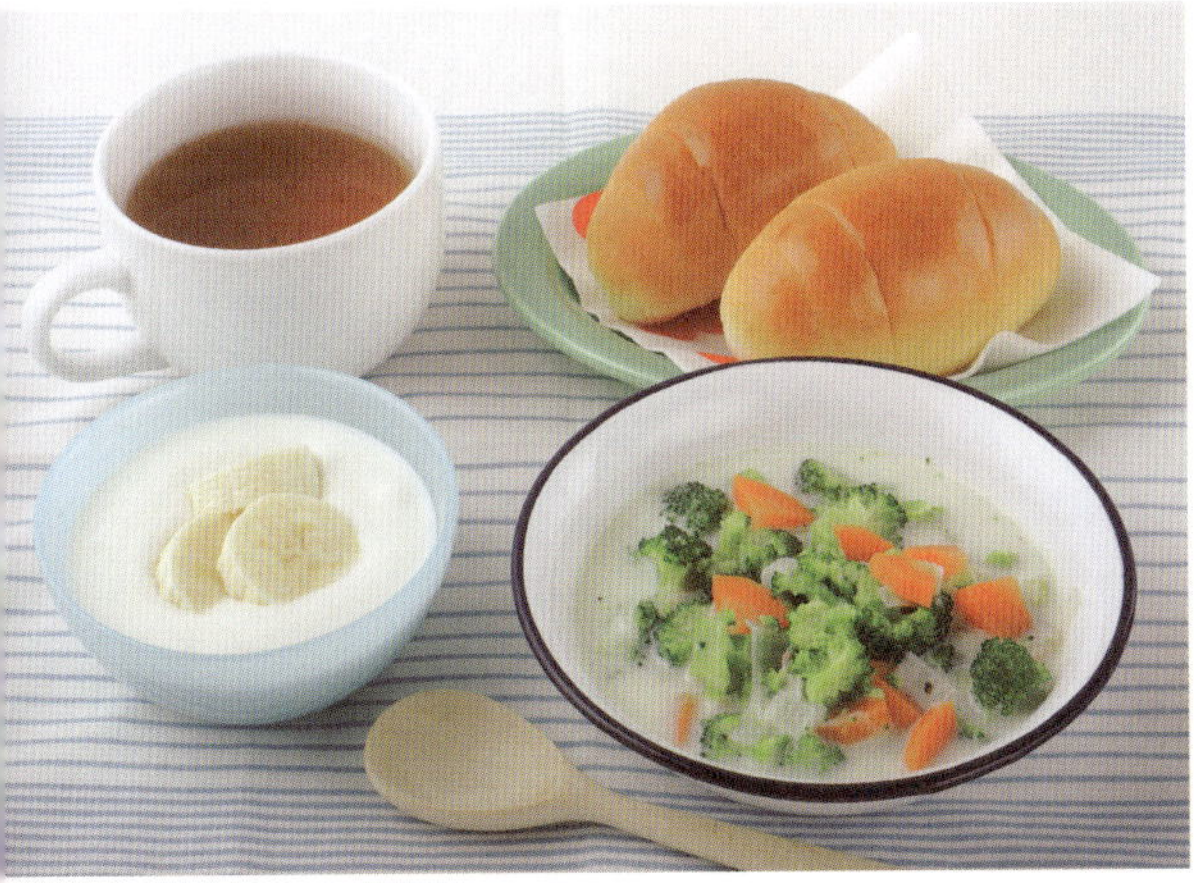

牛乳が飲めない人は、写真ように野菜たっぷりのミルクスープにすると、バランスよくとることができます。

炭水化物を食べる
白米、うどん、そばなど

炭水化物は血糖値を上げますが、同時に体のエネルギーとなる栄養素です。**食前にキャベツをしっかり食べて、量を少なめにするのが最大のポイント**です。

穀類

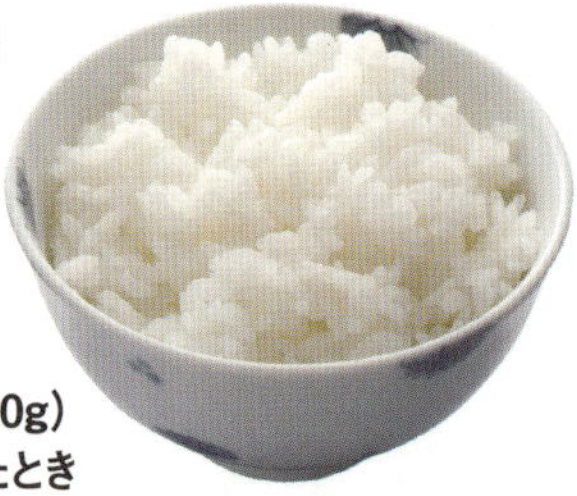

※ごはん1膳（120g）
約200kcal としたとき

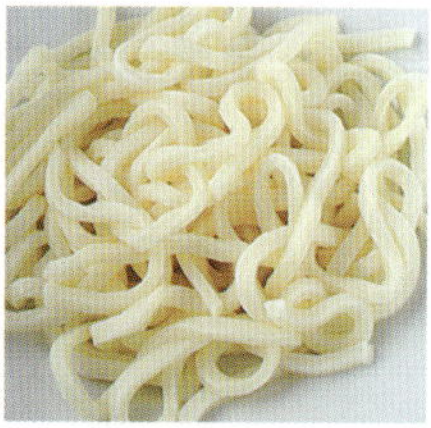

うどん1玉

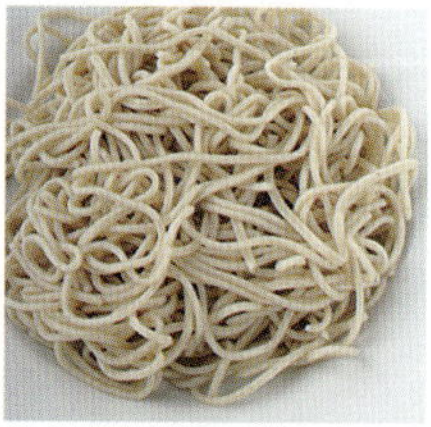

そば1玉

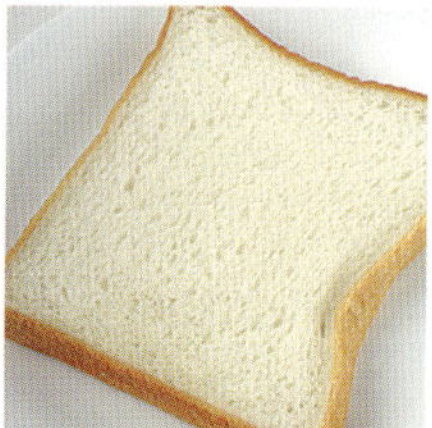

食パン5枚切り1枚

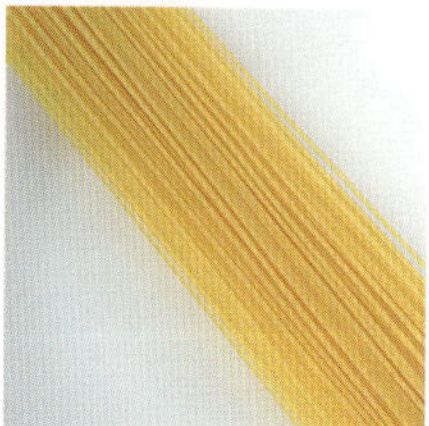

パスタ70g

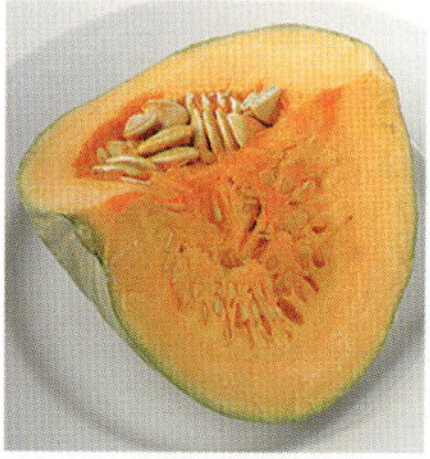

かぼちゃ
約1/6個

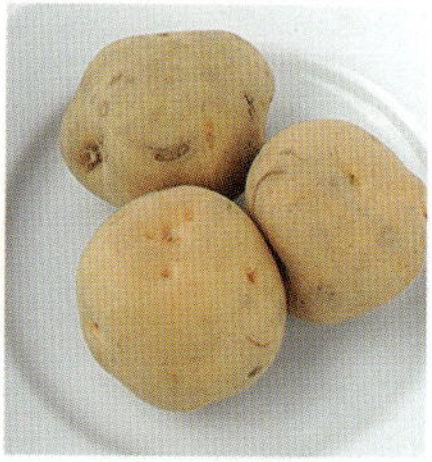

じゃがいも
中2～3個

（男性36歳）

お酒に換算するなら

食前キャベツはいいけれど、どうしてもお酒が飲みたい！という人はごはんの量を減らしてお酒を飲めば、カロリーのとり過ぎを防げます。

穀類

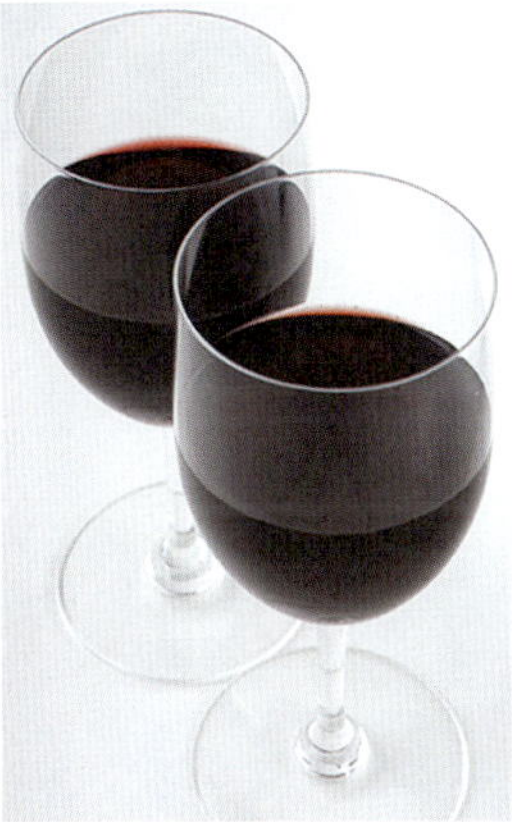

グラスワイン
2杯

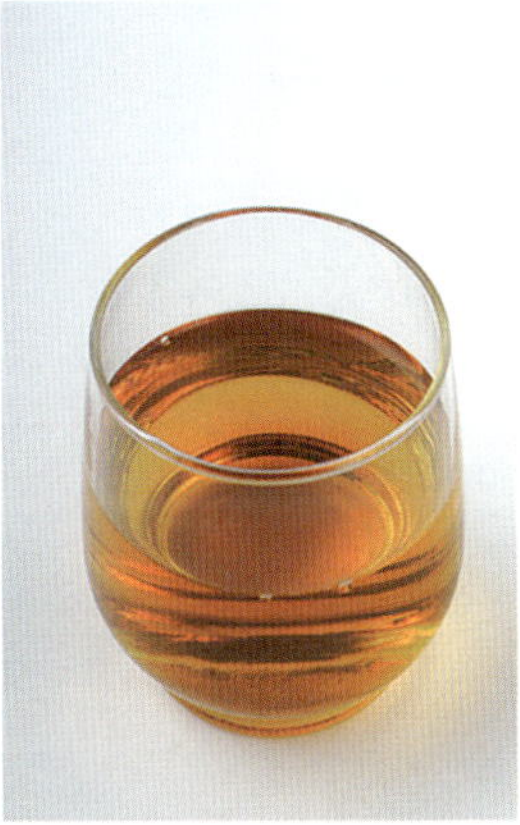

ウイスキーダブル
2杯

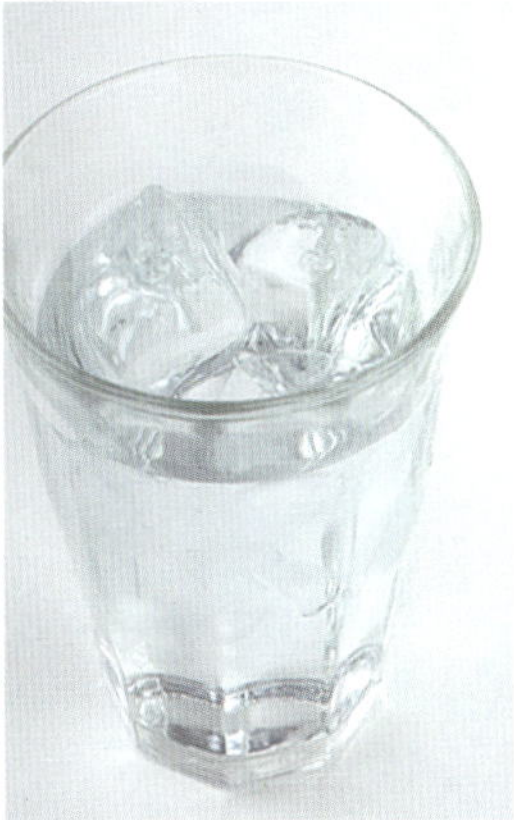

焼酎
200mL

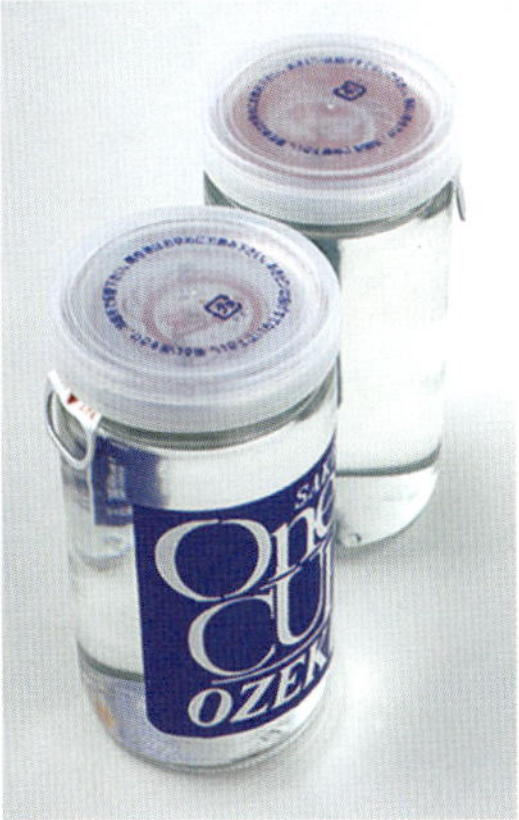

日本酒
1.5合

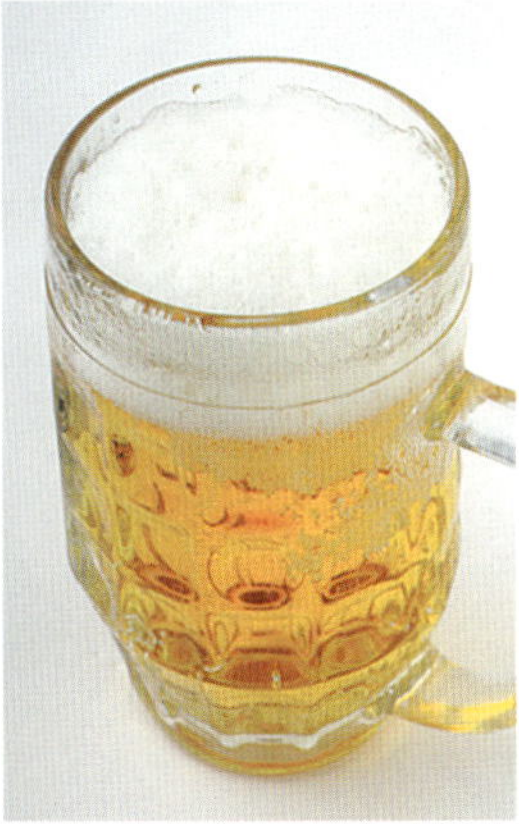

ビール
500mL

 どうしてもお酒はやめられず飲んでいますが、それでも食前キャベツで3か月で5kgやせました。

野菜なら いくら食べてもOK!

野菜

ビタミン、ミネラル、食物繊維をたっぷり含む野菜は、キャベツを含め、どれだけ食べてもいい食材です。ただし、調理のときの油や塩は控えめに。砂糖は使わず、人工甘味料に切り替えます。

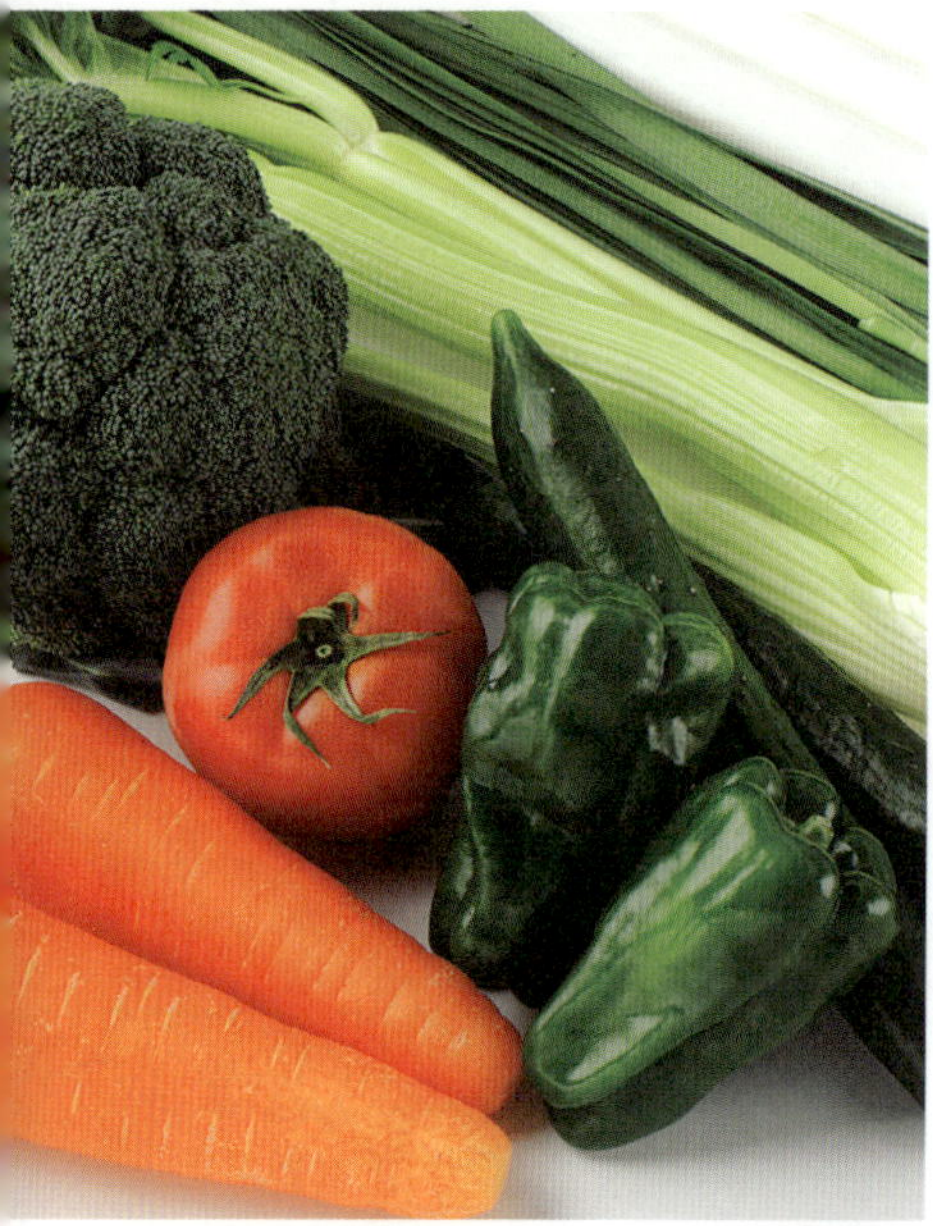

野菜のほかにたっぷり食べてもいいのが、きのこ類とこんにゃく類。ただ、きのこ類はカロリーはほとんどありませんが、プリン体が含まれているので、食べ過ぎに注意してください。

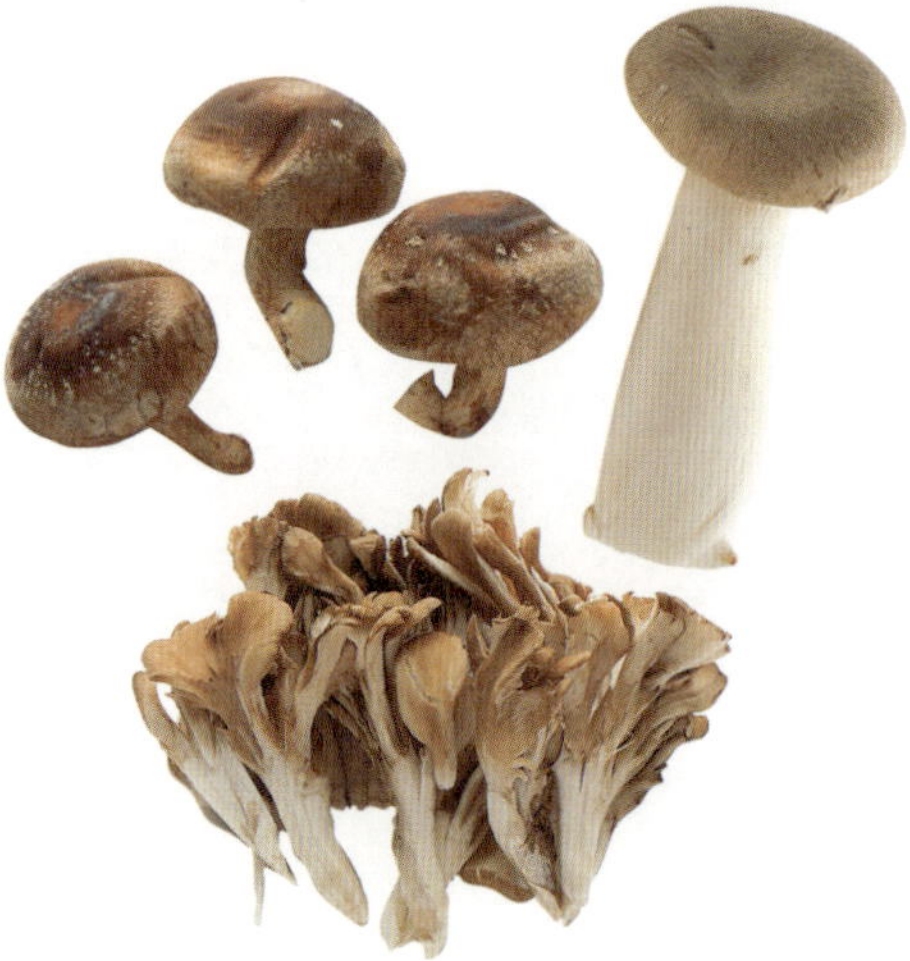

果物は握りこぶし大のものを2個までOK！

果物に多く含まれるビタミンやカリウムなどのミネラルも体には必要な栄養素です。ただし、果物には果糖が含まれていますから、1日に握りこぶし大のものを2つまでが、ルールです。

どうしても甘い物が食べたくなったとき、ケーキやおまんじゅうなどではなく、果物を食べてください。果物に含まれる果糖には十分満足できる甘さがあります。

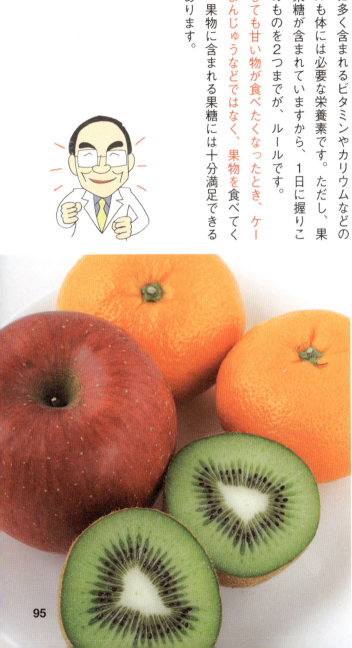

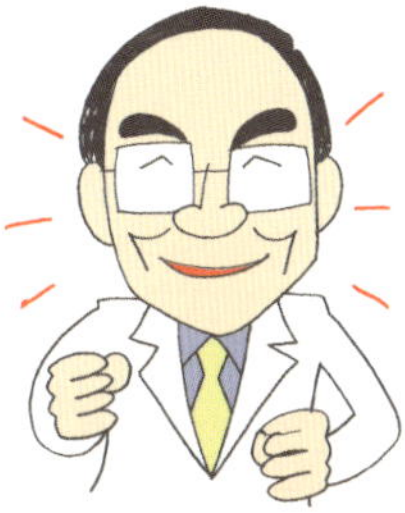

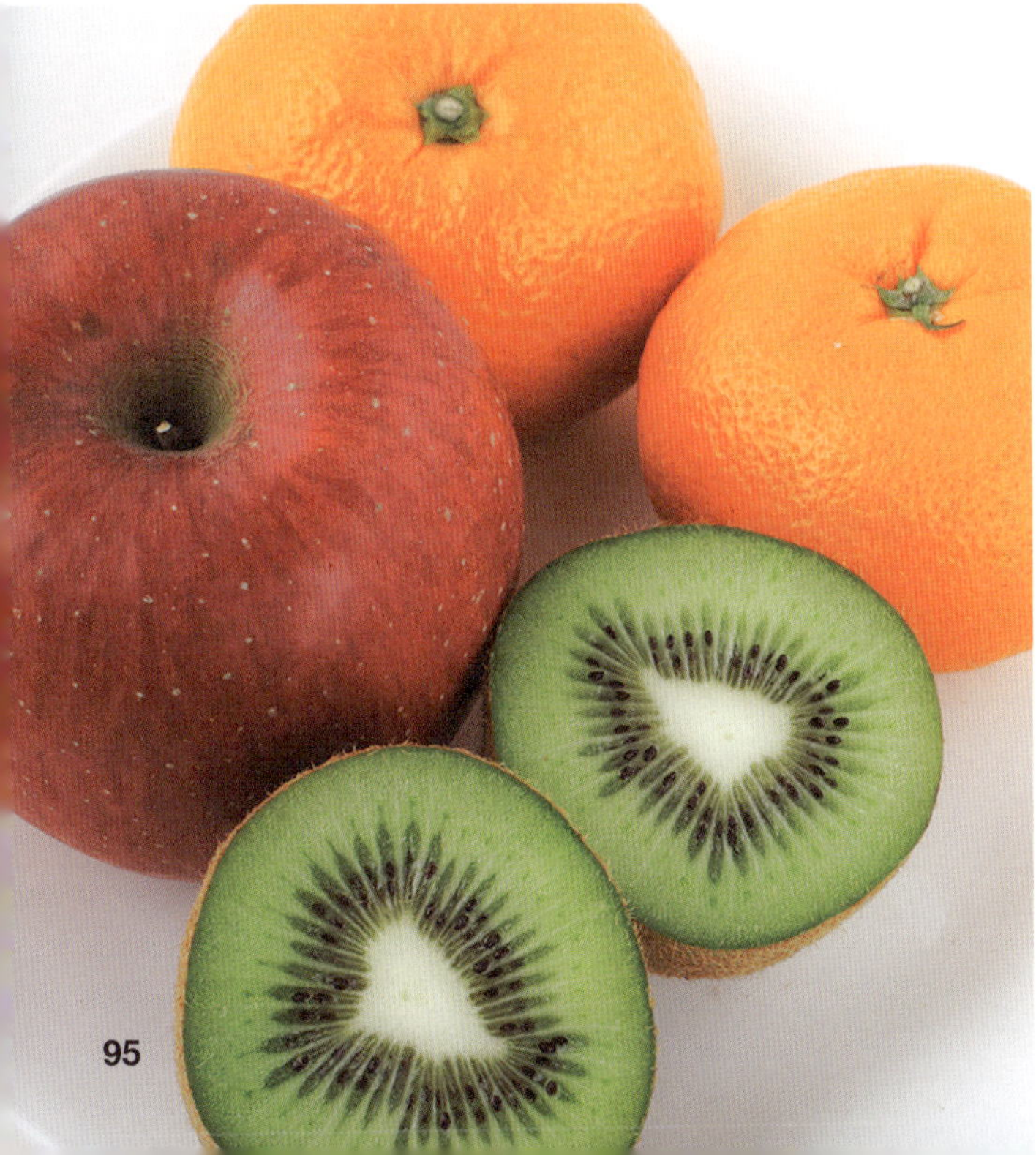

コラム

ビールを飲むとおなかが出るのはなぜ?

お酒は高カロリー

お酒のカロリーは日本酒1.5合、ビール500mLがごはん1膳とほぼ同じです。

日本酒を3合、もしくは500mL缶のビールを2本飲むのにかかる時間はあっという間ですが、たちまちごはん2膳と同じカロリーをとってしまいます。過剰なカロリーは脂肪となっておなかに貯えられます。

毎日お酒を飲めば、次第に脂肪が蓄積していきます。これが、お酒を飲むとおなかが出る理由のひとつ。

もうひとつの理由は、お酒を飲むと副腎からコルチゾールというホルモンが通常よりも多く出るからです。飲む量にもよりますが、お酒を飲むと、お酒を飲まない人の2倍くらいのコルチゾールが出ます。

ビール腹はお酒をやめれば引っ込む

副腎には「クッシング病」といって、コルチゾールをどんどん出すような腫瘍ができることがあります。クッシング病になると顔がまん丸になったり、ビール腹のようにおなかがポコッとつき出たり、首のうしろに脂肪がつくといった症状が出ます。

お酒を大量に飲むと、ニセのクッシング病と呼ばれる状態になり、俗にいうビール腹になると考えられています。

ただし、お酒を飲んだときのコルチゾールの分泌量とクッシング病のときの分泌量はケタが違うくらい差があります。お酒を飲んだからといってクッシング病になるわけではありませんから安心してください。

ビール腹ならば、お酒をやめれば2週間ほどで引っ込みます。

方法4

食事のあとに
ちょっとでも
体を動かす

血糖値を下げる食べ方に慣れてきたら食後に少し
体を動かしてさらなる効果を引き出します。
ちょっとおっくうかもしれませんが、
体を動かすのと動かさないのとでは
減量効果も血糖値を下げる効果も大違い！
できることからはじめてください。

食後、20〜30分の間に体を動かそう！

体を5分動かせば、血糖値の上昇は止まる

少しマジメな話をすると、減量して血糖値を下げるには行動療法・食事療法・運動療法の3つすべてが大事です。

行動療法はやる気スイッチを入れて行動を起こすこと、食事療法は食前キャベツと温野菜、そして筋肉を維持するためのたんぱく質を食べることです。運動療法はもちろん、体を動かすことです。

みなさん、なかなかやりたがらないのですが、〝体を動かす意味〟を知れば、きっと体を動かしたくなります。

食前にキャベツを食べると、食物繊維が胃腸の膜にはりつき、糖の吸収を阻害して血糖値の急上昇を抑えます。

ところが、この食物繊維がはりついていられるのはせいぜい40〜50分。はがれ落ちたあとは糖がバッチリ吸収されます。

次ページのグラフを見るとわかるように、波はゆるやかになるものの、これまで通りに食べたときと同じだけの糖が吸収されることがわかってきたのです。

そこで糖の吸収を食い止めるのが運動！

食後20〜30分したところで、足踏みを5分すれば血糖値が上がるのを止められます。もう少し粘って**15分以上体を動かすと、血糖値は下がっていく**のです。

りました。（女性28歳）

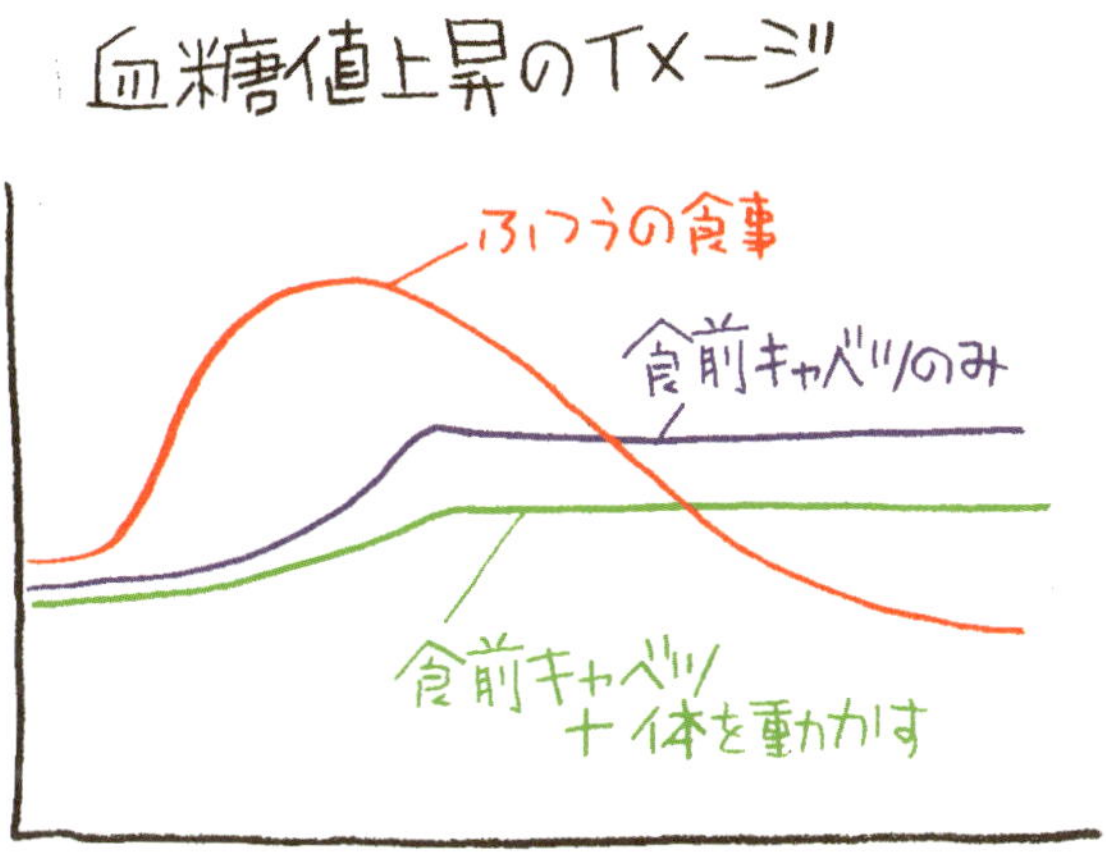

ふつうの食事をすると血糖値は急上昇して急降下する。食前キャベツを食べるとゆっくり上がってやや高めで安定する。食前キャベツと運動を組み合わせると、血糖値はあまり上がらずに低めで安定する。

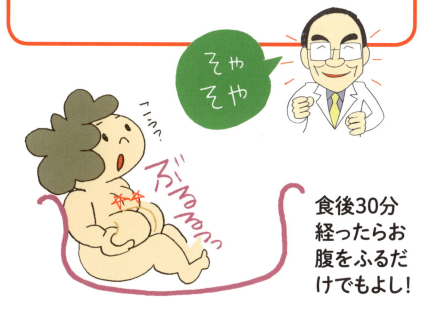

食後30分経ったらお腹をふるだけでもよし！

母がやせたのを見て、産後太りで悩んでいた私も食前キャベツをはじめて、見事もとの体重に戻

食後に15～30分歩いたら、血糖値は下がる！

体がポカポカするまでやろう　できる動きで十分！

体を動かすといっても、息が切れるほど運動する必要はありません。体がポカポカ温まれば十分。

誰にでもできてお金を使わずにすむのは歩くこと。15～30分歩ければベスト！　これだけ歩いたら、食前キャベツの効果と相まって血糖値は下がるし、やせるし、効果抜群です。

歩くことが習慣になってくると、体重も減っていきます。すると、それにともなってインスリンの働きもよくなっていくので、血糖値が下がった状態で落ちついていきます。

それだけでなく、歩くことや運動によって、イ

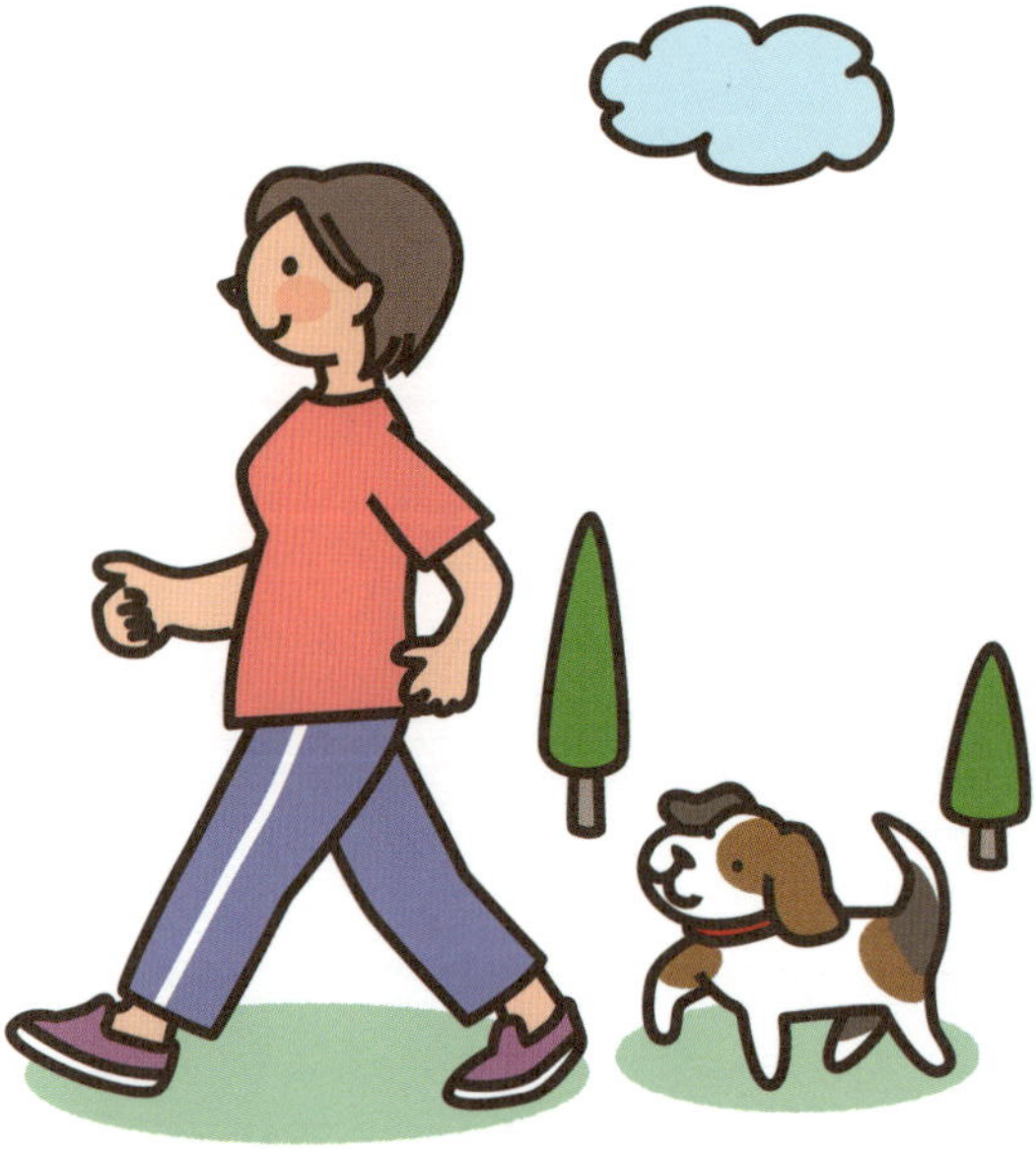

（女性53歳）

食べたあと、
20～30分経ってから
15～30分歩く！

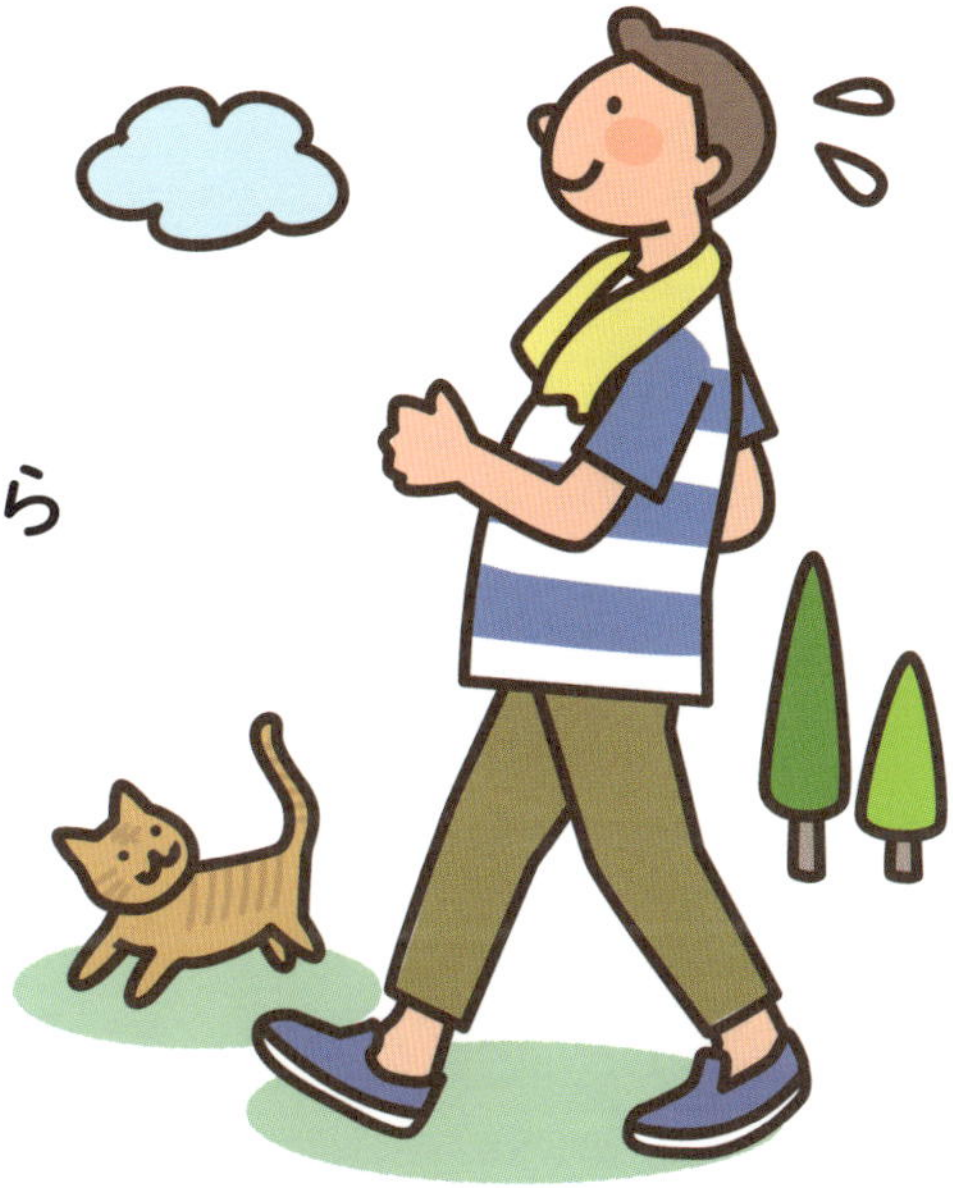

ンスリンの感度もアップします。そうなると、糖がエネルギーに変化しやすくなるので、血糖値が上がりにくくなるのです。

天気が悪いときや、歩くのが危ないときは、その場で足踏みをするだけでも、体が温まります。

歩けなくても できる運動はある

脚が痛くて立ち上がれない場合は、イスに座って両手で太ももをもって動かすだけでも運動になります。脚に筋肉がついて、足先がしっかり上がるようになります。

どうしても体が動かなければ、お風呂でおなかの肉をふるだけでも違います。最初はかたい脂肪も、ふっているとやわらかくなって、3か月経つころには脂肪がシュッと溶けていきますよ。

食事を変えただけでもたいへんなのに、面倒だから、体が痛いからといって運動しないでいると、血糖値を下げる効果は半減してしまいます。

食前キャベツでたった3kgやせただけで、ヘモグロビンA1cが5.7%と正常値になりました。

テレビ体操なら室内で体を動かせる！

テレビ体操は立ってでもイスに座ってやってもいい

テレビを見ているとき、体操がはじまったら、あなたはどうしますか？　いっしょに体操をしますか？　それとも、ただポカンと見ているだけですか？　ただ見ているだけではもったいない！

見ているだけと、自分もいっしょにやるのとでは大違いです。しっかり体を動かすと、体中が温まってきます。テレビ体操をやるだけでも運動効果はあるのです。

イスに座っている人をお手本にしても、もちろんOK。動きが速くてついていけなくても気にせず、**自分のペースで体を動かせばいい**のです。

雨の日にもできるように録画をしておけば、自分の都合に合わせて好きなときに体操することができます。

ただし、ケガをしないように十分気をつけてください。

テレビを見ながらその場足踏み

テレビ体操もできないようなときには、食後20〜30分経ったら、部屋のなかで足踏みをします。最初は5分、慣れてきたら15分以上を目標に行います。

できるだけひざを高く上げて足踏みすると運動効果が高まります。

月で2kgやせました。（男性53歳）

足が痛い人は
座って上半身だけ
動かします

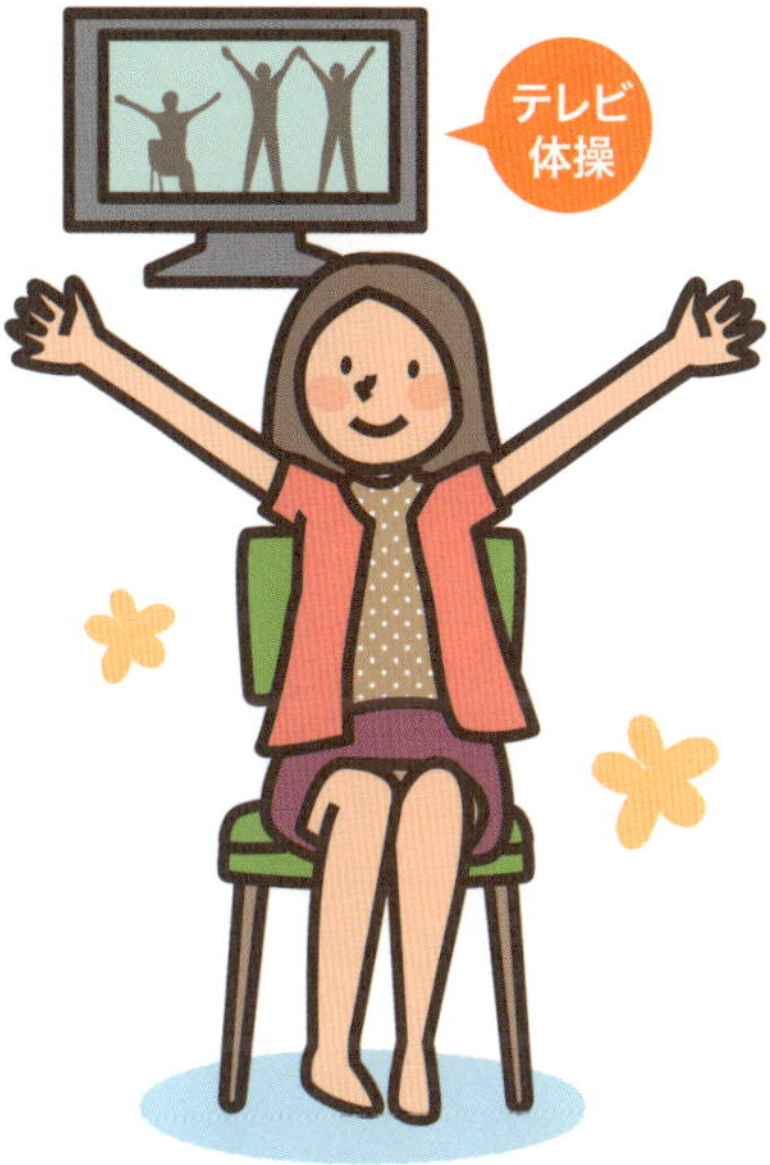

自分のペースで
行います

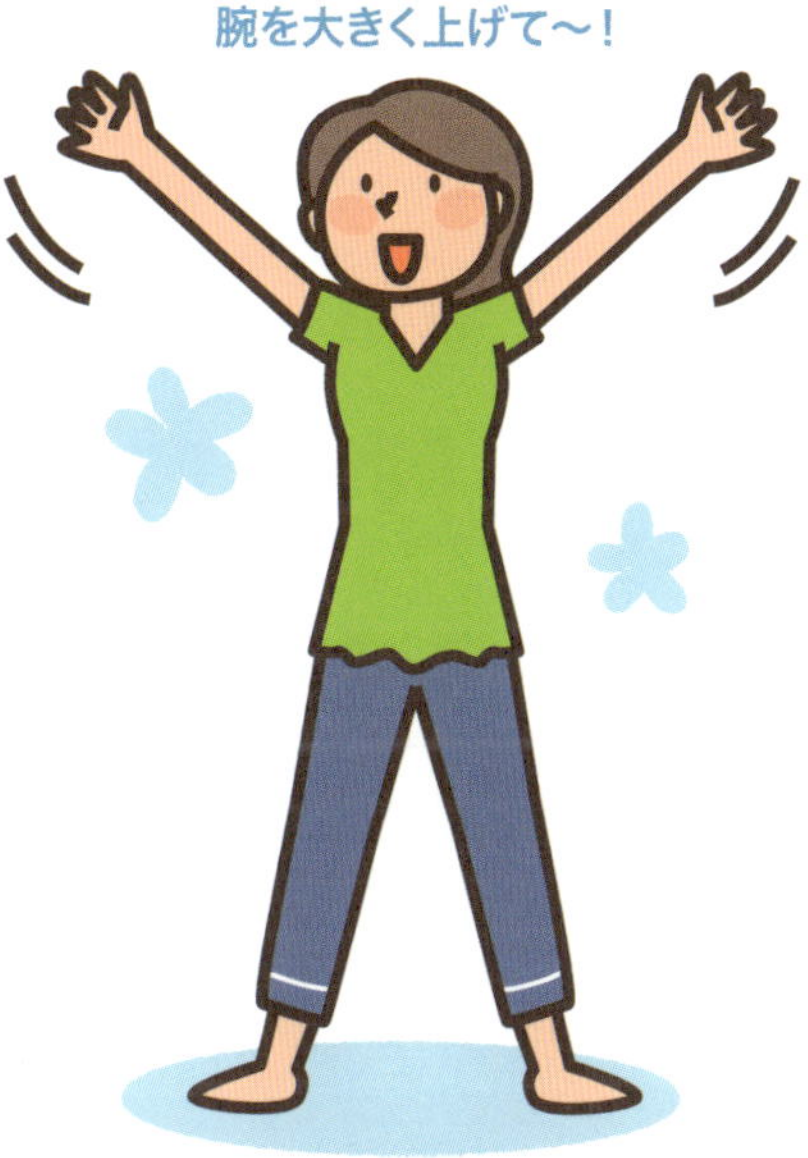

雨の日などは
その場足踏みをしよう

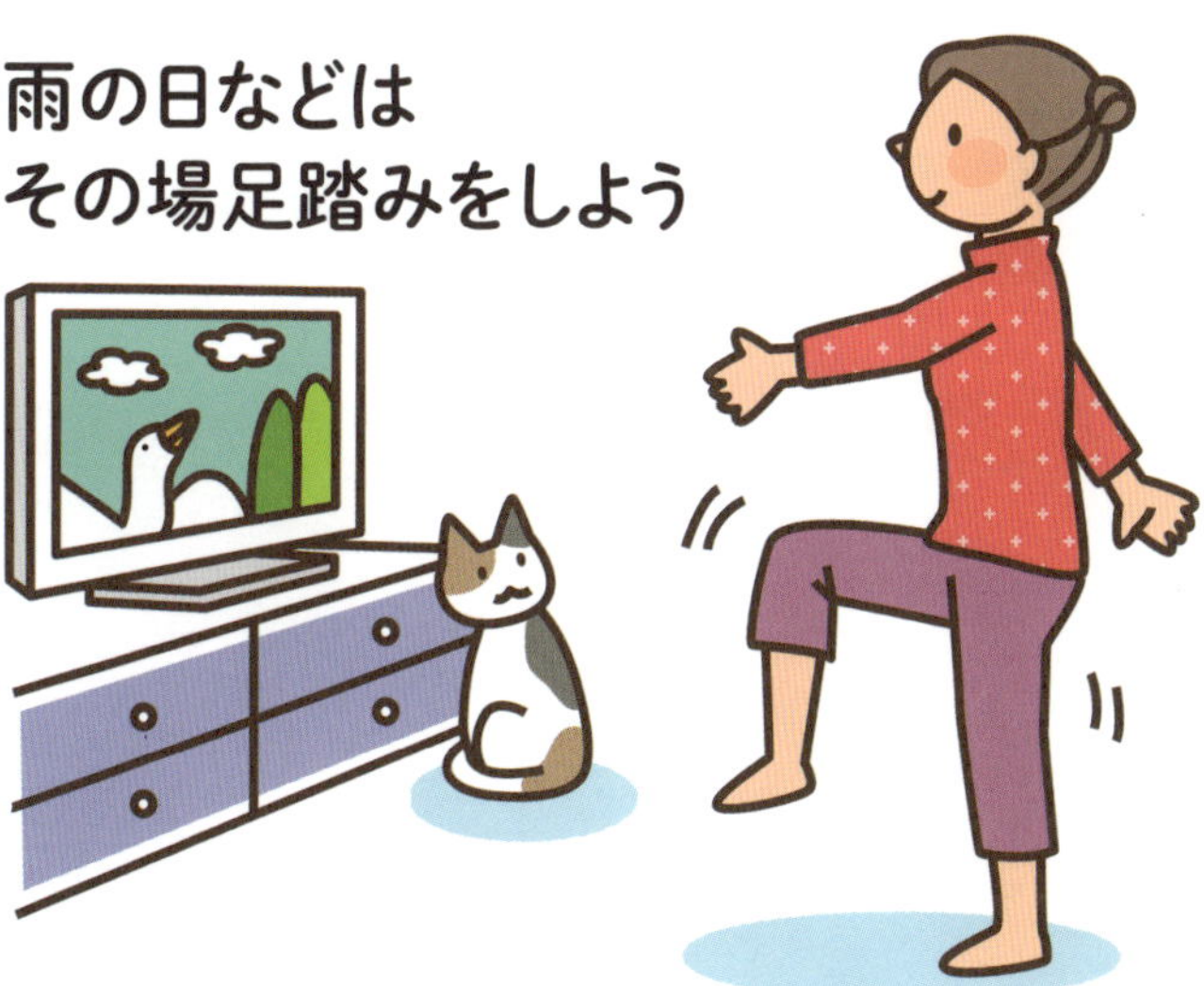

仕事がら外食が多いのですが、できるだけキャベツや野菜メニューを食べるようにしたところ、1か

自分でできる範囲の運動を心がけよう！

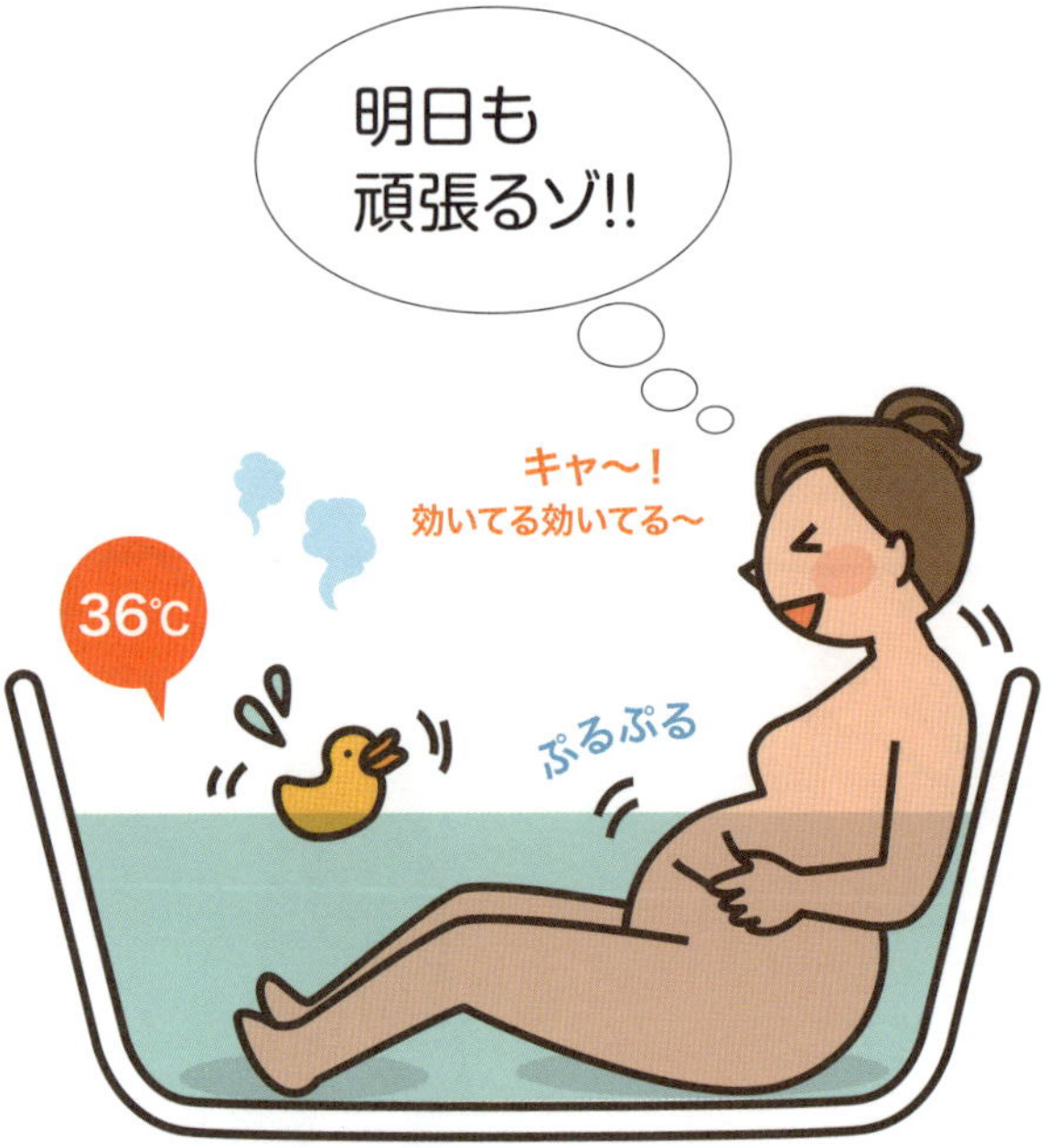
明日も
頑張るゾ!!
キャ～！
効いてる効いてる～
36℃
ぷるぷる

風呂につかっておなかの肉をふれ～！

36℃くらいのぬるいお湯につかり、両手でおなかの肉をしっかりつかみ上下にゆらします。

下腹だけでなく、胃のあたりやわき腹もゆらすことのできるところは全部ゆらします。毎日5分ずつでも続けると肉がやわらかくなってきて、脂肪が落ちやすくなります。

腹をふりながら1日をふり返りましょう。

風呂にも入れないような場合は、ベッドの上で、手足をブラブラゆらします。私の病院では、入院している患者さんは、こうして体を動かしています。その結果、血糖値を下げた人もいるのです。

受けられました。（女性61歳）

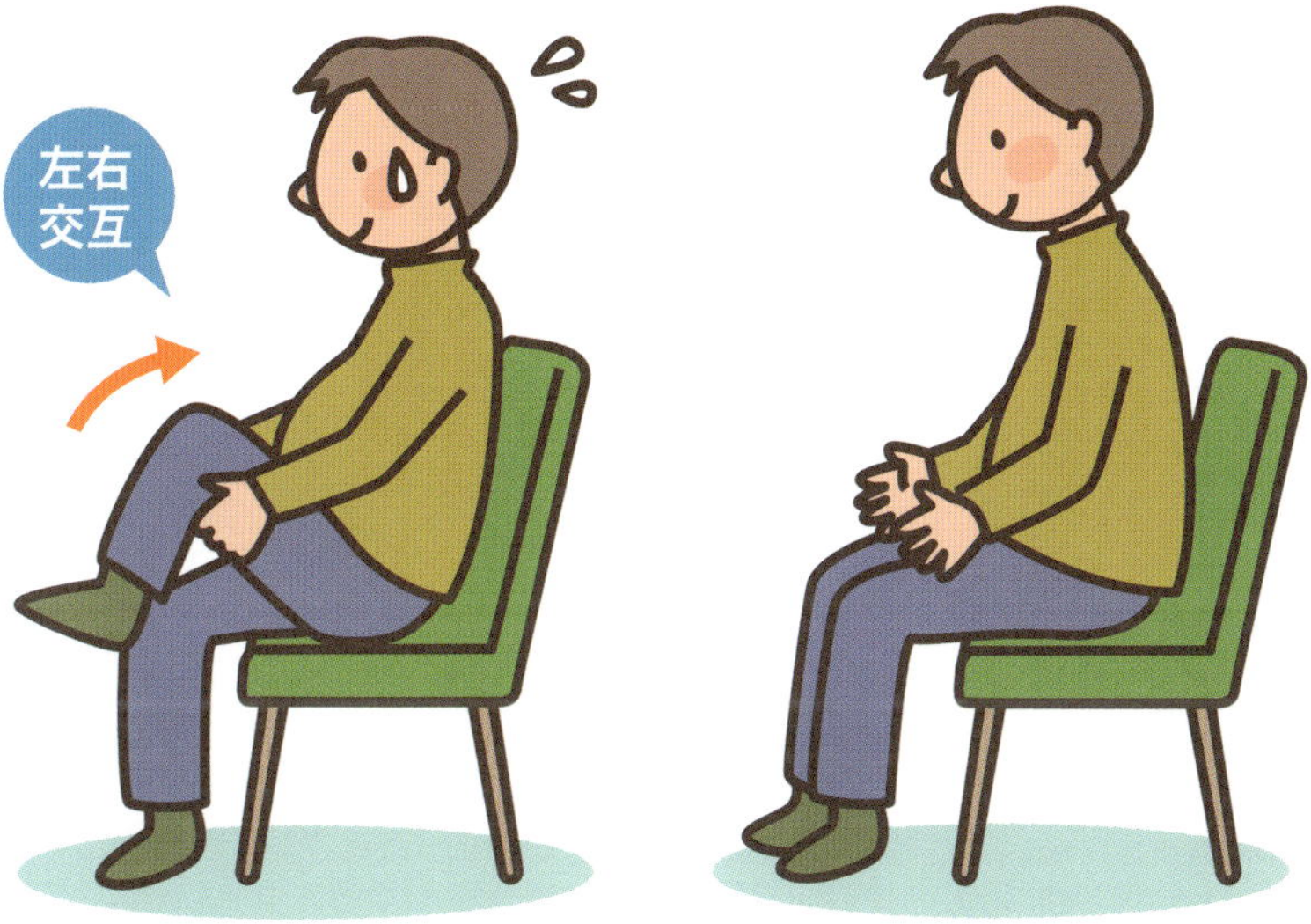

手で脚をもって交互におなかにつける

立って歩けない、運動ができない人は、自分の手で脚をもち上げるだけでも運動になります。

イスに深く腰かけて、右の太ももをもち上げておなかにできるだけつけるようにします。

脚が自力で上がらなかったら、両手で脚をもち上げます。疲れたら左の太ももに代えて同じことをくり返します。5分もやっていると、ふだん体を動かしていない人ならきっと息が上がってくることでしょう。

手の力に頼らないで上げられれば、太ももとおなかの筋肉が鍛えられます。最初は自力で上がらなくても、くり返すうちに上がるようになります。

また、脚ばかりでなく、腰を左右に回す、上体をももにつけるように倒す、腕を上げ下げするなどの動きも同時に行うといいでしょう。

太り過ぎで股関節の手術ができないといわれましたが、食前キャベツで12kgやせ、無事に手術が

血糖値が下がれば糖尿病も改善する！

太っている人の糖尿病は血糖値を下げると改善できる

糖尿病の初期には内臓脂肪がついておなかが出ていることが多く、病気が深刻化していくうちにやせていく傾向があります。これは、すい臓から分泌されるインスリンの働きと大いに関係しています。

糖が血液中に増えてくると、インスリンが分泌されます。そして糖をグリコーゲンに変えて筋肉と肝臓に貯えます。

インスリンは血液中の血糖が適量になったところで分泌を終え、血糖は安定します。

ところが、糖を含むものを多く食べると血液中の糖が一気に増えて血糖値が急上昇します。するとその糖を平常時の血糖値に戻すために、インスリンもたくさん必要になります。インスリンは糖を次々にグリコーゲンに変えますが、筋肉と肝臓に貯えられる量には限りがあります。

そこで余ったぶんを脂肪に変えて体に貯蔵します。すると、内臓のまわりの細胞に脂肪が貯えられて内臓脂肪が増えていくのです。これが初期の糖尿病で、肥満になっていく理由です。

インスリンが出ていれば間に合う！

初期の糖尿病では、インスリンはまだまだ盛んに分泌されています。ただ、ふつうの人と比べて

（男性50歳）

インスリンの効きは悪くなっています。インスリンはまだ枯渇していないので、糖をとる量を減らせば血糖値が上がらず、インスリンをムダづかいすることもありません。

ここで体重を2〜3kg落とせば糖尿病が改善する可能性が大いにあります。

私は太っている糖尿病の人180人に、体重を15%以上減量するチャレンジをしてもらい、血糖値の変化を調べたことがあります。糖尿病かどうかを診断するにはブドウ糖を溶かした水を飲んで、2時間後に血糖値をはかります。

200mg／dL以上だと糖尿病、140〜200mg／dL未満ならば境界型、140mg／dL未満ならば正常型となりますが、体重を15%落とした180人のうち、32人の血糖値が正常型にまで回復しました。

一方、糖尿病が進行するとインスリンを分泌するすい臓が疲弊して、インスリンの出が悪くなったり、出ても効きが悪くなってきます。インスリンが足りなければグリコーゲンはもちろん、体脂肪もできず、一転してやせていくというわけです。

ここまでくるとインスリンを注射しないと血糖値が下がらないので、治すのは困難になります。

2〜3kgの減量で糖尿病を改善できるのはこんな人

- ◎**肥満歴（BMI25以上）が10年以内**
- ◎**2型糖尿病を発症して2年以内**
- ◎**検査でインスリン分解能力があると確認**
- ◎**両親に糖尿病の遺伝歴がない**

糖尿病予備軍と診断されていましたが、食前キャベツで血糖値が100mg/dLまで下がりました。

糖尿病の経過

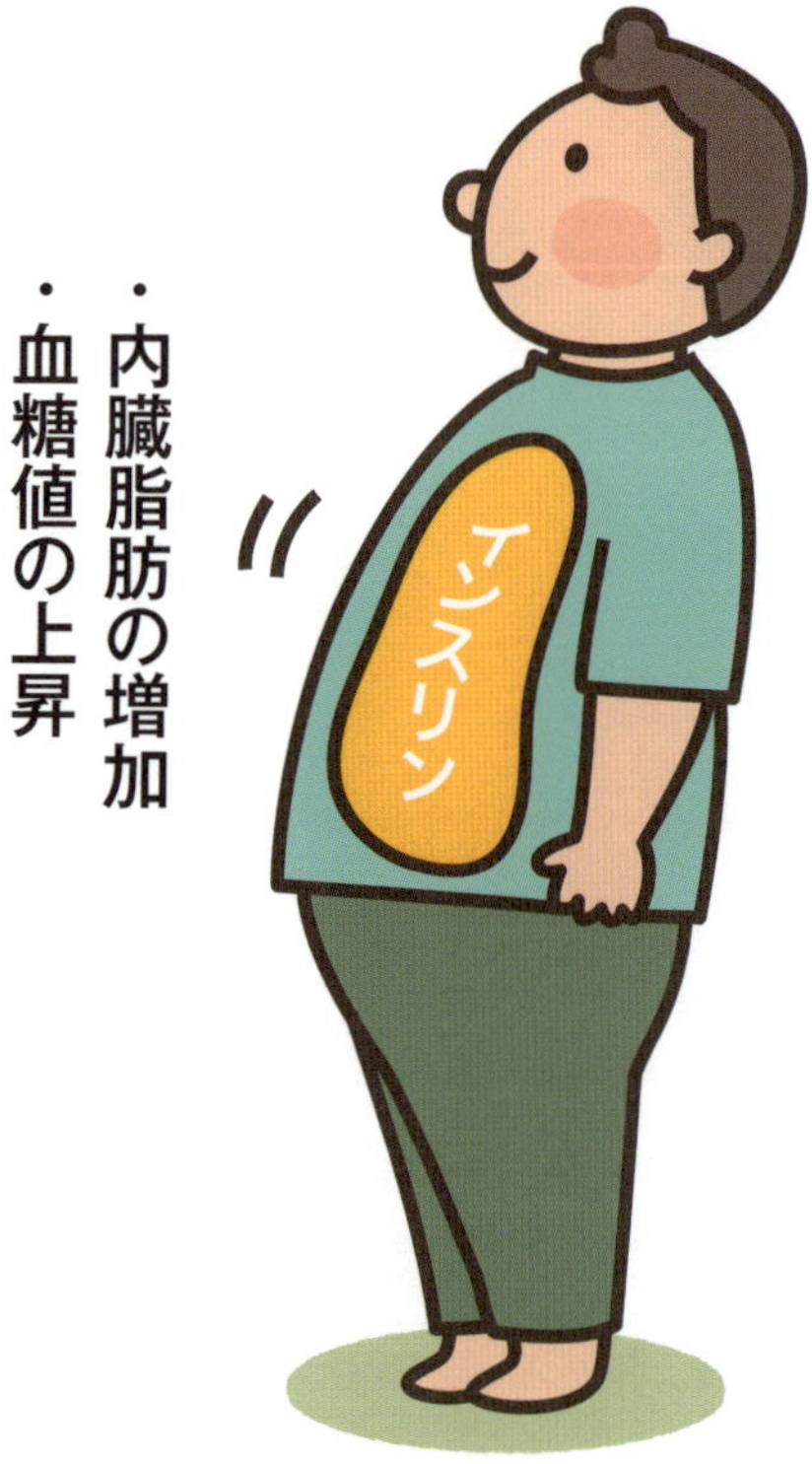

・内臓脂肪の増加
・血糖値の上昇
インスリン

糖質をとり過ぎて血糖値が高い状態が続くと、血糖を下げる働きをするインスリンの分泌が間に合わなくなり、空腹時でも血糖が高くなってしまう。これが初期の糖尿病。

怖から脱することができました。（男性65歳）

もっと早く
頑張っておけばよかった

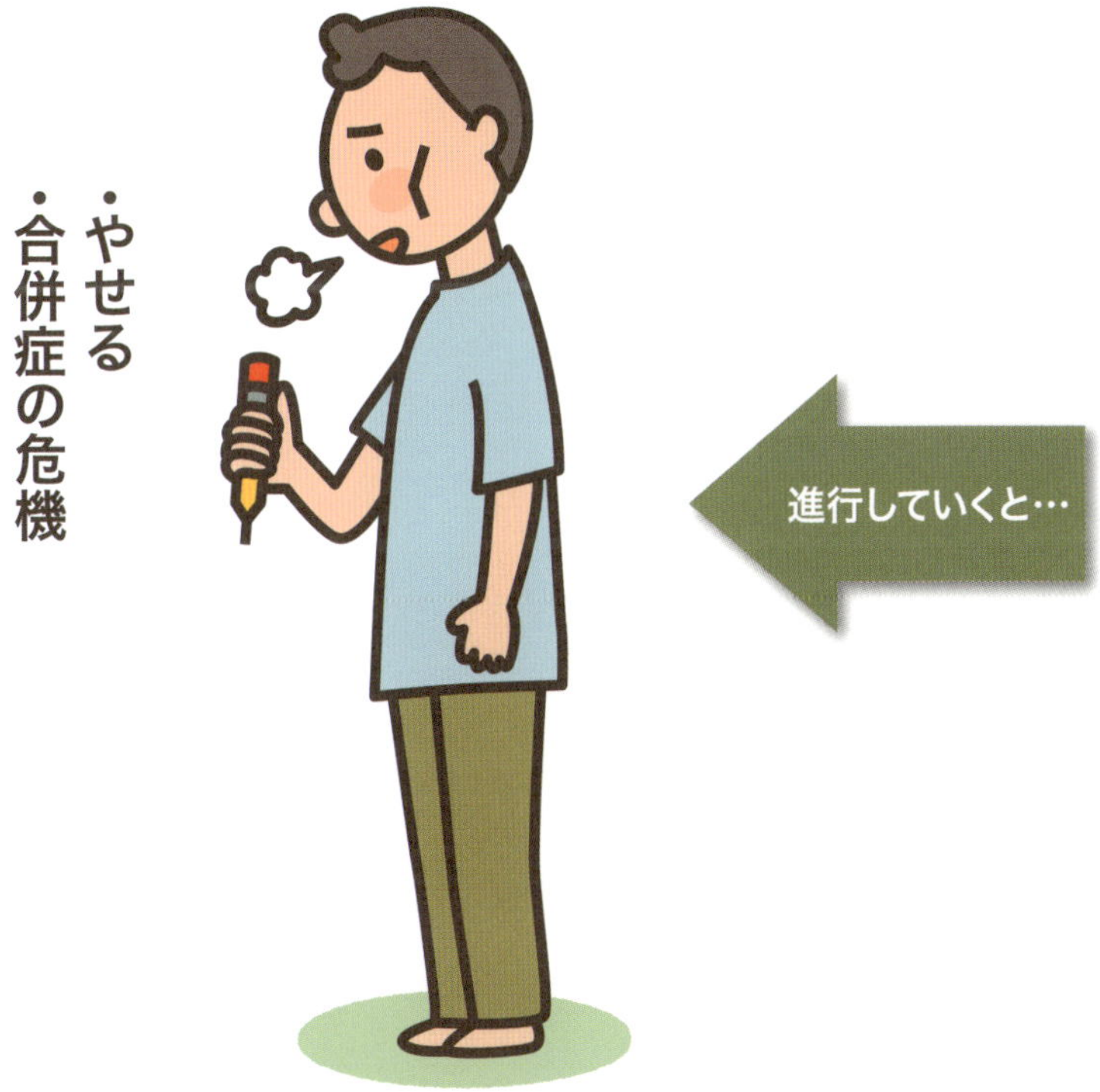

インスリンは血糖を下げる働きとともに、摂取した糖を脂肪に変換する働きを持っている。そのため、インスリンの量が不足すると体脂肪が減ってやせていく。

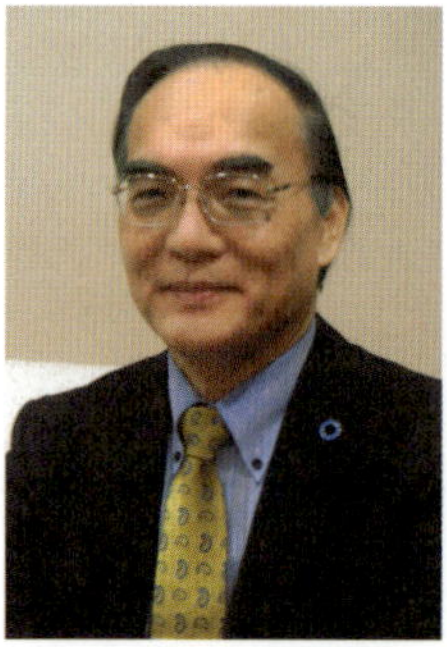

監修

吉田俊秀（よしだ・としひで）

医療法人 親友会 島原病院肥満・糖尿病センター長
医学博士／京都府立医科大学客員教授

京都府立医科大学医学部卒業。米国カリフォルニア大学（UCLA）、米国南カリフォルニア大学（USC）で、Bray教授に肥満研究と肥満治療を学ぶ。京都府立医科大学附属病院教授、京都市立病院糖尿病・代謝内科部長を経て現職にいたる。日本肥満学会功労評議員（専門医・指導医）、日本肥満症治療学会評議員、日本糖尿病学会功労評議員（専門医・指導医）、日本内分泌学会功労評議員、日本内科学会近畿地方会評議員（認定内科医）。主な著書に『糖尿病、あきらめたらアカンで！』（宝島社）、『糖尿病を自力で治す最強療法』（寄稿、マキノ出版）、『肥満の遺伝子がわかった 最新肥満医学が明らかにした究極のダイエット法』（ごま書房）、『キャベツ 夜だけダイエット』（アスコム）などがある。

肥満外来《ひまんがいらい》オリジナル！
成功率《せいこうりつ》93％！
血糖値《けっとうち》を自力《じりき》で下《さ》げる
たった4つの方法《ほうほう》

2016年11月18日　第1刷発行
2019年 9 月 9 日　第3刷発行

著者　吉田俊秀
発行人　蓮見清一
発行所　株式会社宝島社
〒102-8388
東京都千代田区一番町25番地
☎03-3234-4621（営業）
☎03-3239-0928（編集）
https://tkj.jp
印刷・製本　日経印刷株式会社

ISBN 978-4-8002-6192-2

【STAFF】

編集	中村直子 新本梨華
編集協力	黒川ともこ
構成	銀河企画
カバーデザイン	鈴木貴之（RCE）
本文デザイン	福田明日美（yd）
マンガ・イラスト	アベクニコ
イラスト	笹山敦子
料理	高階多美
撮影	鈴木亜希子 牧田健太郎
DTP	オフィス・ストラーダ

※本書は、2015年2月に小社より刊行したTJ MOOK『肥満外来オリジナル！糖尿病を自力で治す全力療法』を改訂、改題したものです。